NOTICE

SUR

LES EAUX MINÉRALES

Des Châlets Saint=Mérée,

Dans la vallée de Barousse, entre Saint-Bertrand de Comminges et Bagnères-de-Luchon.

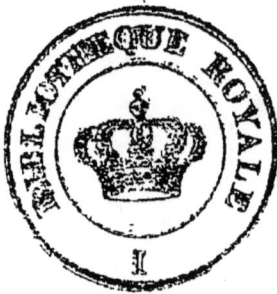

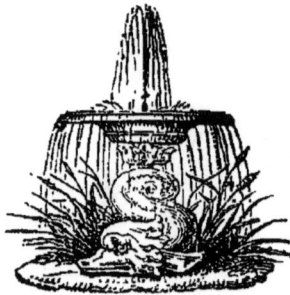

SAINT-BERTRAND DE COMMINGES.

AU MUSÉE PYRÉNÉEN.

1843

Toulouse, imprimerie de J.-B. PAYA.

SOURCES MINÉRALES

DES CHALETS SAINT-NÉREE.

───❖───

NOTES ET RENSEIGNEMENS

*Pour faire connaître aux médecins et aux malades
l'usage propre de ces eaux, l'état, les ressources de la localité, etc.*

*Et pour servir à la formation d'une société, pour
l'exploitation de ces sources.*

───○───

Deux sources minérales, très anciennement connues dans
la commune de Ferrère, canton de Mauléon en Barousse
(Hautes-Pyr.), vénérées dans la vallée tout entière, pour les
cures nombreuses qu'elles avaient produites, n'étaient cependant possédées jusqu'ici, que par de bons montagnards incapa-
bles de les exploiter et de les faire connaître au loin.

Quelques baignoires établies sous un toit de chaume, tom-
baient en débris. Les ayant mises en état de recevoir un
plus grand nombre de malades, M. Boubée, devenu propriétaire de ces sources et des terres environnantes, a voulu
d'abord apprécier la valeur thérapeutique de ces eaux, recon-

naître par lui-même, leur vertus spéciales et leur genre d'action. Pour cela il a consacré les deux saisons de 1841 et 1842 , à expérimenter ces eaux sur près de deux cents malades des environs qui sont venus prendre ces bains , connus maintenant sous le nom de *Châlets Saint-Nérée.*

Des observations rédigées très succinctement , par M. Sartor, de Montréjeau , élève en médecine , revues et signées par M. Vaqué, médecin-inspecteur, et par les malades eux-mêmes, ou par les maires de leur commune , quand les malades ne savaient pas signer , constatent , d'une manière exacte et précise , le genre d'action et l'efficacité de ces eaux. Ces observations forment ensemble un recueil conservé aux Châlets.

Nous en extrayons les suivantes.

MALADIES TRAITÉES AUX CHALETS SAINT-NÉRÉE.

(Extrait du Recueil des procès-verbaux.)

RHUMATISMES.

Rumeau (Jean), de Troubat, 14 ans (octobre 1842). — *Rhumatisme articulaire , tumeur énorme au genou et amaigrissement de la jambe.*

Les cataplasmes émolliens étaient restés sans résultat. — Aux Châlets, dès le 3e bain, la tumeur avait sensiblement diminué. Le 11e jour, l'enfant est parti complètement délivré de ses douleurs, et de la tumeur plus grosse que sa tête qui avait tant effrayé sa famille.

Signés, le médecin-inspecteur B. VAQUÉ, D.-M M.
Pour le malade, RIVES, adjoint du maire, à Troubat.

Petit (Jeanne-Marie), de Troubat , 63 ans (septembre 1841). — *Rhumatisme articulaire général avec œdematie ou gonflement des jambes,* depuis 2 ans. — Douleurs atroces.

Saignée, sangsues, huile de ricin, bains à Luchon en 1840, tout fut infructueux, les jambes seules se désenflèrent, les autres signes restant les mêmes. — Aux Châlets S.-Nérée, il a suffi de 12 bains pour rendre à la vieille malade l'usage complet de tous ses membres, et une santé exempte, depuis lors , de maladie ni douleur.

Signés, le médecin-inspecteur, B. VAQUÉ, D.-M. M.
Pour la malade, RIVES, adjoint.

Ricardi (Bertrand·), à Anla, 64 ans (août 1842). — *Rhumatisme chronique* au bras, depuis 19 ans. Depuis 3 mois, les douleurs étaient telles que Ricardi ne marchait que *le bras tendu immobile appuyé sur une fourche.*

Tous les moyens avaient été employés : tels que tisanes sudorifiques, cataplasmes émolliens, frictions avec le baume tranquille, sans procurer aucun soulagement. En 1841, les bains de Luchon n'avaient fait que redoubler les douleurs, ces eaux étant sans doute trop actives pour la constitution débile du malade. — 22 bains aux Châlets S.-Nérée l'ont si bien soulagé de ses douleurs, qu'il a pu se livrer à tous les travaux de la campagne. « Ne fut-ce que par reconnaissance, disait-il, en battant le blé, je reviendrai tous les ans aux Châlets. »

Signé, le médecin-inspecteur, B. VAQUÉ, D.-M. M.

M. Peyrega, chirurgien, d'Esbarech , 30 ans (août 1842). — *Rhumatisme aigu* à l'articulation de la cuisse avec le bassin. — Chaleur brûlante.

Saignée, sangsues, cataplasmes, tisanes sudorifiques, ne purent combattre la maladie; les symptômes persistaient et semblaient redoubler d'intensité.—Au 8ᵐᵉ bain un mieux se déclara ; au 12ᵐᵉ, le malade s'est retiré des Châlets complètement guéri.

Signés, le médecin-inspecteur, B. VAQUÉ D.-M. M.
Le malade PEYREGA.

M. Seignan (Léon), de Mauléon, âgé de 21 ans (septembre 1841). — *Rhumatisme aigu avec tumeurs* au jarret et *oppression de poitrine.*

Tisanes sudorifiques, saignée, sangsues, cataplasmes de farine de lin, ne procurèrent qu'un faible soulagement. — 14 bains aux Châlets et l'eau des Nerfs en boisson ont procuré une guérison complète.

Signés, le médecin-inspecteur, B. VAQUÉ, D.-M. M.
Le malade, L. SEIGNAN.

M. Ibos, huissier à Mauléon, âgé de 33 ans (août 1842). — *Contraction des muscles de la face*, et principalement des muscles masseters qui empêchait tout mouvement des deux machoires, *lesquelles étaient clouées l'une contre l'autre.*

Ayant éprouvé d'autres fois l'efficacité des eaux des Châlets, il vint aussitôt en faire usage. Au 1ᵉʳ bain il fut très soulagé et put articuler quelques mots. Au 8ᵐᵉ bain, il a été entièrement guéri. — Il nous a dit que, toutes les fois qu'il prenait un bain, il y dormait.

Signés, le médecin-inspecteur , B. VAQUÉ, D.-M. M.
Le malade, J.-M. IBOS, huissier.

AFFECTIONS DARTREUSES.

Peyrounenc (Louise), de Mauléon, âgée de 70 ans (septembre 1841). —

Dartre croûteuse recouvrant tout le coude-pied avec *augmentation de volume* de cette articulation, et *douleurs musculaires* le long des bras.

Des cataplasmes émolliens, la pommade souffrée, même les bains de Bagnères-de-Luchon, n'apportèrent aucun soulagement. — 15 jours de bains aux Châlets firent disparaître complètement cette dartre affreuse, aussi bien que la rougeur de la peau environnante et les douleurs qui l'accompagnaient. — Pendant 15 mois rien n'a reparu ; maintenant il se montre sur le même point quelques pellicules dartreuses, exemptes, néanmoins, de pustules et de suppuration, et qui disparaîtront, sans doute, sous l'action d'une nouvelle saison de bains aux Châlets.

Signés, le médecin-inspecteur, B. VAQUÉ, D.-M. M.

Pour la malade, M. SEIGNAN, maire.

Sost (Jean), de Gembrie, âgé de 46 ans, (septembre 1842). — *Dartre croûteuse* à la joue gauche, sur la lèvre supérieure et au menton.

Un vésicatoire au bras droit ne put arrêter les progrès de cette dartre hideuse, qui menaçait d'envahir le visage entier. Aux Châlets, sans autre médication que l'eau de la source des Nerfs en bains, en boisson et en lotions sur la partie attaquée, le malade a été délivré en 12 jours de son horrible mal.

Signés, le médecin-inspecteur, B. VAQUÉ. D.-M. M.

Le malade, SOST.

La femme S., de Ste.-Marie, âgée de 45 ans, (octobre 1841). — *Affection dartreuse* sur toute la partie inférieure du corps.

Bains de Ste-Marie, de Luchon, de Bigorre, pommades souffrées, cataplasmes émolliens, furent inutilement employés. La maladie résistait à tous les traitemens. Ayant entendu dire que ces affections étaient guéries par les eaux des Châlets St.-Nérée, elle vint en faire usage. Dès le 13e bain elle se trouvait en voie de guérison d'une manière si avancée, qu'elle pleurait abondamment de ce que son mari ne pouvait pas la laisser plus long-temps aux Châlets.

Bertrand Casteran, de Ferrère, âgé de 26 ans, (octobre 1841). — *Dartre miliaire* à la cuisse, avec forte inflammation des parties environnantes, qui faisait présumer que cette affection avait une tendance à s'étendre sur tout ce membre.

Guérison rapide sans autre moyen que les bains des Châlets.

Signés, le médecin-inspecteur, B. VAQUÉ. D.-M. M.

Pour le malade, OUSSET, maire.

J. (Françoise), de Mauléon, âgée de 35 ans, (août 1841). — *Zona* ou *érysipèle pustuleux* à la ceinture, à la suite d'une gale repercutée avec *croûtes par tout le corps.*

L'eau des Châlets a fait disparaître ces croûtes comme par enchantement, sans que, depuis deux ans, elles aient reparu. La malade a d'ailleurs été complètement guérie.

Signés, le médecin-inspecteur, B. VAQUÉ. D.-M. M.

Sur l'affirmation de la malade-, P. SEIGNAN, maire.*

AFFECTIONS NERVEUSES.

M. Bayle, chirurgien à Anla, âgé de 52 ans, (septembre 1842). — A la suite d'une congestion cérébrale, *tremblemens causés par une surexcitation nerveuse, perte de la vue.*

Ayant éprouvé précédemment le bon effet des eaux des Châlets, M. Bayle est venu de nouveau pour en faire usage. Dès le 5e bain, un mieux sensible se déclara, il put voir les objets comme dans un brouillard. L'irritation nerveuse s'apaisa peu à peu. Après le 22e bain, il s'est retiré guéri.

Signés, le médecin-inspecteur, B. VAQUÉ. D.-M. M.

Le malade, BAYLE.

Ribes Catalan (Bertrande), d'Ourde, âgée de 25 ans, (juin 1842). — *Névralgie* ou maladie nerveuse suivie de douleurs atroces.

Quatre bains aux Châlets et l'usage de la source des Nerfs en boisson, l'ont si bien guérie, qu'elle a repris aussitôt tous les travaux de la campagne.

Signés, le médecin-inspecteur, B. VAQUÉ. D.-M. M.

Pour la malade, MANENT, maire.

Arrieu (Jean), de Gembri, 32 ans (septembre 1842). — *Colique nerveuse* déjà ancienne, *avec gargouillement des intestins.* Le malade nous dit *qu'il mouillait la terre de ses sueurs* lorsqu'il était saisi par ces coliques qui fréquemment l'arrachaient à son travail.

Les rafraîchissans de tout genre avaient été vainement employés. — 15 bains aux Châlets et 10 grammes de sulfate de soude pris dans un verre d'eau minérale dès les premiers bains, ont fait disparaître cette colique qui n'a plus reparu depuis.

Signés, le médecin-inspecteur, B. VAQUÉ. D.-M. M.

Le malade, ARRIEU.

OPHTALMIES.

M. Uchan, instituteur à Ferrère, âgé de 28 ans (septembre 1841).— *Ophtalmie aiguë* avec larmoiement de l'œil, qui l'empêchait de se livrer au travail.

Quelques bains de l'eau de la source des Nerfs, prise aussi en boisson et en lotions, ont suffi sans autre médication pour faire disparaître cette ophtalmie, et pour permettre à M. Uchan de reprendre les leçons qu'il donne à plus de soixante élèves.

Signés, le médecin-inspecteur, B. VAQUÉ, D-M. M.

Le malade, UCHAN, instituteur.

TUMEURS PHLEGMONEUSES. — ULCÈRES.

M. Devant, instituteur à Antichan, 26 ans (septembre 1842) — Constitution rachitique. *Abcès à la cuisse droite de nature phlegmoneuse.*

Des cataplasmes émolliens maturatifs de seigle hâtèrent la suppuration ; la tumeur fut ouverte par le bistouri ; 13 trous qui avaient communication entr'eux en furent la suite. — Suppuration abondante, l'os fémur étant attaqué. Une esquille en fut extraite. — Après cela, bains de Bigorre, Luchon, Cauterets, Saint-Sauveur, Barèges, qui ne purent arrêter que momentanément la suppuration sans fermer les plaies. — Envoyé aux Châlets Saint-Nérée, à différentes reprises, le malade nous a dit s'en être parfaitement trouvé, et ne faire usage que de ces eaux depuis quelques années, y trouvant un soulagement plus prompt, plus sensible et beaucoup plus durable.

Signés, le médecin-inspecteur, B. VAQUÉ, D.-M. M.

Le malade, DEVANT, instituteur.

Ousset (Jean-Louis), de Ferrère, âgé de 52 ans (octobre 1841). — *Tumeur phlegmoneuse* ou inflammation du tissu cellulaire de la jambe, suivie de 23 trous ou *ulcères.* — Les sangsues employées d'abord pour faire avorter la tumeur, n'amenèrent aucun résultat. Pour presser la suppuration, des cataplasmes de farine de lin furent prodigués. La tumeur fut ouverte avec le bistouri. Les cataplasmes furent de nouveau employés dans le but de faire entièrement vider la tumeur, ce qui réussit. Mais d'autres trous se formèrent qui présentaient des trajets fistuleux ; on put en compter jusqu'à 23. La tumeur avait donc dégénéré en ulcères. Envoyé dans cet état aux Châlets Saint-Nérée, le malade a été complètement guéri en quelques jours, sans qu'il éprouve que son membre se soit affaibli.

Signés, le médecin-inspecteur, B. VAQUÉ, D.-M. M.

Le malade, OUSSET.

MALADIES DE POITRINE.

Mlle Louise Manent, d'Ardiége, 23 ans (septembre 1842). — *Fluxion de poitrine* vainement traitée par les saignées, dégénérée en *phthisie* qui, du premier degré, a passé rapidement au deuxième degré.

4 vésicatoires, lichen d'Islande, petit-lait et les bains de Sainte Marie en 1841, ne soulagèrent que faiblement la malade. La poitrine et le buste tout entier restèrent toujours douloureux. Le moindre exercice essoufflait tellement la malade, qu'il lui fallait un gros moment pour se remettre.. Arrivée aux Châlets le 1er septembre, elle en est repartie le 20, délivrée des douleurs qu'elle éprouvait dans le buste, et se disant bien rétablie. Elle n'avait fait usage que de la source des Nerfs, en bains et en boisson.

Baron (Jeanne-Marie), de Ferrère, âgée de 42 ans (1841 et 1842). — *Maladie du cœur, douleurs de poitrine* très intenses, et de tête ; *oppression violente, insomnie, dégoût* pour presque tous les alimens, toutes les fonctions se faisant très mal, *faiblesse extrême* qui lui permet à peine de se tenir sur ses jambes.

Ayant essayé plusieurs traitemens en vain, elle nous dit n'éprouver de soulagement qu'aux Châlets, qu'elle ne voudrait jamais quitter. Déjà plusieurs fois elle y a été portée presqu'expirante. Elle s'y remet promptement, mais rentrée dans son ménage, elle retombe malade au bout de quelques semaines, empirant de plus en plus jusqu'à ce qu'on la transporte de nouveau aux Châlets.

Signés, le médecin-inspecteur, B. VAQUÉ, D.-M. M.

Pour la malade, OUSSET, maire.

MALADIES MENSTRUELLES.

Mlle Monthieu, de Troubat, 15 ans (octobre 1842). — Non menstruée. *Céphalalgie, douleurs d'estomac*, lassitude de tout le corps, disposition invincible au sommeil, *face pâle*.

Après quelques jours de bains de la source des Nerfs, et ayant fait usage en boisson de la source du Sang, la malade a repris sa gaîté habituelle, sans qu'elle ait vu paraître encore ses périodes. La céphalalgie et le brisement qu'elle éprouvait de toute l'habitude de son corps ont été guéris.

Signés, le médecin-inspecteur, B. VAQUÉ, D.-M. M.

La malade, MONTHIEU.

Mlle G. M., de Gauden, âgée de 22 ans (septembre 1842). — A la suite d'une *suppression menstruelle*, douleurs de tête épigastriques, perte d'appétit, *vomissemens, crachats mêlés de sang*, quelquefois de sang presque pur, *étourdissemens* qui la faisaient tomber si elle ne se prenait à quelqu'appui, voyant les objets indistinctement.

Envoyée aux Châlets-Saint-Nérée, sans autre médication, onze bains de la source des Nerfs, et l'eau de la source du Sang prise en boisson l'ont parfaitement guérie.

Signés, le médecin-inspecteur, B. VAQUÉ, D.-M. M.

Pour la malade, GACHIE, maire.

Mlle R. M. d'Ourde, 23 ans (octobre 1841). — *Oppression de poitrine avec palpitations, de cœur, à la suite d'une suppression de menstrues* qui avait rendu la malade si pâle et si faible, qu'elle était incapable de tout travail.

Ayant entendu dire que d'autres filles de la contrée avaient été, pour le même cas, guéries par les eaux minérales des Châlets, elle y vint aussitôt et n'eut pas à s'en repentir, car le neuvième jour elle se retira avec la santé la plus parfaite.

Signés, le médecin-inspecteur, B. VAQUÉ, D.-M. M.

Pour la malade, MANENT, maire.

Vous verrez aux Châlets cent autres procès-verbaux analogues pour des *rhumatismes, dartres, fièvres, maladies nerveuses, ophtalmies, coliques, ulcères, plaies, scrofules, maladies du sang, maladies de poitrine*, etc., guéris par la source des Nerfs ou par la source du Sang (1).

En outre, les habitans du pays témoignent de l'efficacité de ces eaux dans divers autres cas qui, ne s'étant pas présentés aux Châlets pendant les saisons de 1841 et 1842, n'ont pu être compris dans cette énumération, où l'on n'a voulu admettre que les maladies contre lesquelles l'action de ces sources a pu être directement constatée. Ainsi l'on cite plusieurs cas qui démontrent la vertu de ces eaux contre la goutte, les paralysies commençantes, les vomissemens chroniques, la gravelle, les affections de la matrice et de l'utérus, les écoulemens chroniques anciens.

ANALYSE DES SOURCES.

Ensuite, à la demande de M. Boubée, M. le docteur Fontan, chargé par le ministre de l'agriculture et du commerce, d'une étude toute spéciale des eaux thermales des Pyrénées, est venu visiter et analyser ces sources.

---

(1) En Espagne, on dénomme ainsi les sources minérales par l'indication de quelqu'une de leurs vertus : la *Source des Nerfs* est ainsi nommée, parce qu'en effet elle agit dans les affections nerveuses avec une rapidité remarquable ; mais on voit qu'elle est aussi très efficace dans d'autres maladies fort différentes. Quant à la *Source du Sang* elle est propre surtout à rétablir les désordres sanguins.

Voici le rapport de M. Fontan :

SOURCES DE FERRÈRE (Aux Châlets St-Nérée).

(21 NOVEMBRE 1842.)

1° Petite source (dite Source des Nerfs.)

1°   Température 18° C., l'air étant à 11° ;

2°   Incolore ; 3° insipide ; 4° inodore ;

5°   Ne produit aucun changement sur le papier bleu de tournesol ;

6°   Ramène au contraire au bleu le papier de tournesol rougi par un acide ;

7°   Dégage des bulles gazeuses fines par l'addition d'un acide ;

8°   N'éprouve pas de changement appréciable par l'addition de la solution d'ammoniaque ou de potasse ;

9°   Eprouve un léger louche par l'addition d'eau de chaux qui disparaît par l'acide nitrique ;

10°   Prend une teinte louche par l'addition du nitrate d'argent qui devient violacée par l'action de la lumière et disparaît par l'ammoniaque ;

11°   Devient louche par le chlorure de baryum et reste louche par l'addition d'acide nitrique ;

12°   Devient un peu louche par l'oxalate d'ammoniaque ;

13°   N'éprouve rien par le prussiate de potasse ni par l'acide gallique ;

14°   Contient des conferves de la classe des *Vaucheries*.

A. Les épreuves 1, 2, 5, 4, prouvent qu'il n'existe dans cette eau aucun principe prédominant et qu'elle doit être rangée parmi les *eaux salines géologiquement thermales*.

B. Les épreuves 5 et 6 démontrent qu'elle est *alcaline*.

C. L'épreuve 7 démontre qu'elle contient un *carbonate*.

D. Les épreuves 8, 9 et 12 démontrent qu'elle ne contient

que des traces de sels calcaires et que, par conséquent, l'alcali-
nité doit être due en partie à un *carbonate alcalin*.

E. L'épreuve 10 dénote la présenec d'un *chlorure* qui, à
cause de la petite quantité de chaux qui existe, doit être alcalin
et sans doute *de soude*.

F. L'épreuve 11 dénote la présence d'un *sulfate* qui, à cause
aussi de la petite proportion de sel calcaire démontrée, paraît
être *de soude*.

G. L'épreuve 12 démontre des traces de *chaux* qui, à cause
des bulles gazeuses que nous avons vues se dégager par les acides, paraît être à l'état de *bicarbonate*, ce que l'ébulition dé-
montrerait mieux encore.

H. La nature des *conferves*, semblables à celles que j'ai trou-
vées dans une eau saline analogue par sa composition à celle de
Ferrère, achève de démontrer la nature de cette eau.

En faisant la revue rétrospective des nombreuses eaux que
j'ai examinées, je lui trouve une grande analogie avec les eaux
de *Wildbad*, dans le royaume de Wurtemberg, quoique celles-ci
soient plus chaudes.

Les eaux de Wildbad sont employées avec succès dans les
maladies nerveuses, les *affections nerveuses rhumatismales, les
métrites* (maladies de matrice), *avec subinflammation*, etc. Ce
qui me porte à penser, autant qu'il est permis de juger de la
valeur thérapeutique d'une eau par sa composition, que l'eau
de Ferrère pourra être donnée en bains à des températures de
26 à 28° R. avec succès dans les *affections nerveuses et subin-
flammatoires*, et à la température de 28 à 52° dans les *affections rhumatismales*, surtout chez les personnes à constitution
pléthorique, à qui des eaux plus énergiques pourraient être
contraires.

2° *Grande source*, (*dite Source du Sang.*)

La grande source, qui a 11° C. et qui est beaucoup plus

abondante, contient à peu près les mêmes principes, mais en moindre proportion, si ce n'est le *fer* dont on trouve des traces plus sensibles dans celle-ci.

Les gaz contenus dans ces sources sont des traces d'*acide carbonique*, de l'*oxigène* et de l'*azote*.

En boisson, la première source doit être légèrement *laxative*; et la grande source, à cause de la petite proportion de fer qu'elle contient, peut être employée avec succès dans les *anémies* (pertes de sang, hémorroïdes), et les *chloroses* (pâles-couleurs).

Si l'on créait à Ferrère un établissement d'*hydrosudopathie*, la grande source serait très bonne pour la boisson, les bains et les douches froides, à cause de son volume, de l'absence de sels terreux et de sa température, égale à celle de Graeffenberg, *d'autant que le bon air qu'on respire aux Châlets* faciliterait un certain nombre de cures. »

A. FONTAN, D.-M. P.

CE QUE SONT LES EAUX DE WILDBAD.

Les eaux des Châlets paraissent n'avoir d'analogues ni dans les Pyrénées ni dans le reste de la France. M. Fontan, qui a étudié et analysé, sur place, toutes les eaux minérales tant soit peu connues de l'Europe occidentale et centrale, ne voit que les eaux de Wildbad, en Wurtemberg, avec lesquelles on puisse à peu près assimiler celle des Châlets Saint-Nérée. Il importe donc de dire brièvement ici ce que sont les eaux de Wildbad, d'autant que les nombreux et excellens traités qui existent sur ces thermes célèbres, pourront suppléer, en quelque sorte, momentanément à l'absence de tout travail sur les eaux des Châlets, et guider les médecins et les malades, jusqu'à ce qu'il soit publié, par le concours de quelques hommes spéciaux, un ouvrage complet, tel que le réclament ces sources précieuses, destinées sans doute à prendre rang parmi les eaux minérales en renom.

Cette considération nous engage à reproduire ici d'assez longs passages du *Traité topographique et médical des eaux de Wildbad*, par le professeur Hein, d.-m., publié en 1839, simultanément en Allemagne, à Londres et à Paris, et dans lequel se trouve ramené tout ce qui a été écrit sur ces bains avant cette époque.

Ce qui va suivre est extrait de cet ouvrage.

Wildbad, sur le versant oriental de la Forêt-Noire, est au bord de l'Enz, dans une vallée étroite et profonde, formée de deux chaînes continues de montagnes, s'élevant l'une et l'autre de douze à quinze cents pieds au-dessus de la vallée. « La faible échappée de ciel, qu'on aperçoit de Wildbad, et qui est passée en proverbe dans le pays, ne permet à l'astre du jour de lancer, à son passage, qu'un regard furtif dans cette riante vallée. C'est précisément à ces courans d'air, joints à la pente rapide de l'Enz, au grand nombre de sources d'eau vive qui s'échappent de toutes parts des flancs de la montagne, et aux parfums balsamiques que répand une quantité prodigieuse d'arbres sauvages, qu'il faut attribuer l'air pur et salubre qu'on y respire, et dont l'influence bénigne se fait sentir tout d'abord sur l'habitant des plaines ; il a rendu, à lui seul, à plus d'un malade, les forces et la santé. »

Les montagnes de Wildbad sont couvertes de forêts. Toute la chaîne repose sur une base de granit, et la crête est formée de grès rouge et de grès bigarré.

« Les eaux thermales de Wildbad sont du nombre des plus simples, presque entièrement pures de tout ingrédient chimique. D'après l'analyse du professeur Sigwart, le principe dominant est le chlorure de sodium, associé à une faible proportion de carbonate de soude, de sulfate de soude, de carbonate de chaux et de silice, et avec des *matières carbonisables, azotiques et bitumineuses, s'attachant aux pierres et formant une croûte salsugineuse alcaline* (1). L'eau, claire comme cristal, n'a aucune odeur ; le goût en est un

---

(1) Ces matières jusqu'ici méconnues par les chimistes, sont tantôt des *conferves* tantôt des *oscillaires*, dont M. Fontan a reconnu l'existence dans un grand nombre d'eaux thermales, et parmi lesquelles il a distingué, en les observant au microscope, plusieurs espèces, variant dans les diverses sources selon leur température, leur nature minérale, etc. Celles des eaux de Wildbad, ainsi que celles des Châlets Saint-Nérée, sont classées, par M. Fontan, parmi les *vaucheries*.

peu fade ; elle contient une très-petite quantité d'acide carbonique, de l'oxigène et de l'azote. (**P. 166.**)

On sera frappé de retrouver aux Châlets Saint-Nérée, les mêmes conditions physiques et géologiques. Reconnaissant ensuite les mêmes caractères chimiques dans les eaux, on n'aura plus de peine à comprendre que nos bains puissent se prêter aux mêmes applications que ceux de Wildbad, donner lieu aux mêmes observations, produire les mêmes résultats. Et en effet, on retrouve dans le *Traité des eaux de Wildbad*, précisément et exactement les mêmes cas, les mêmes effets, les mêmes remarques qui ont pu être constatés aux Châlets, pendant les saisons de 1841 et 1842, ou qui sont conservés par tradition dans le pays. C'est donc, nous le répétons, comme s'appliquant parfaitement aux eaux des Châlets, que nous extrayons du traité du docteur Hein, les indications et remarques suivantes, pour guider les médecins et les malades dans l'usage de nos eaux.

Effet général des Eaux.

» Il faut savoir qu'une partie des baigneurs éprouvent une fièvre de réaction pendant le traitement. L'époque en est indéterminée, et souvent elle opère si légèrement, que le malade s'en aperçoit à peine. C'est le moment critique (la crise) qui précède la guérison. Cet état d'irritation ne dure ordinairement que quelques jours, et disparaît généralement sans que les secours du médecin soient nécessaires. Ces jours-là sont précisément ceux qui devraient exciter la joie du malade ; mais, au contraire, le sentiment de lassitude qu'il éprouve, rembrunit communément son humeur, surtout si pendant cette période, des souffrances disparues depuis long-temps, viennent à se réveiller, quoique passagèrement, au point qu'il commence à se défier de la vertu spécifique du bain. Il devient impatient et morose en sentant renaître des maux depuis long-temps perdus, ses rhumatismes, sa névralgie, de légers accès de goutte, ses hémorroïdes ; souvent même il ne peut contenir sa mauvaise humeur sur le sentiment douloureux qui lui rappelle d'anciens maux, d'anciennes blessures qu'il avait depuis long-temps oubliés. » (**P. 218.**)

Il est beaucoup de bains où les malades éprouvent de semblables *crises*. Elles sont par eux désirées et acceptées comme l'annonce et la garantie de leur guérison.

« **A** la vertu que possèdent ces eaux de réveiller les matières pathiques et les causes latentes des maladies, se joint la propriété accordée, de tout temps, à Wildbad, de chasser hors du corps les substances étrangères qui y séjournent, les esquilles des os, les produits des secrétions.... (**P. 224.**)

» Mais c'est aussi sur les organes sexuels que ces bains exercent une influence toute particulière. A la première impression voluptueuse qu'ils font sur tout le corps, l'homme se sent excité de ce côté. Cependant cette excitation devient bientôt secondaire; d'autres systèmes prédominent, par exemple, celui de la membrane pituitaire, accompagné d'une légère diarrhée, qui se perd dans l'effet général du bain. Il se répand dans tout le corps un calme délicieux, qui ne cesse que vers la fin du traitement, et lorsque les forces se sont renouvelées. Il en est tout autrement de l'effet que les eaux font sur les organes sexuels de la femme, où il faut chercher en général le siége de la plupart des maladies de ce sexe; ils sont entretenus dans une action plus soutenue, afin que de là ils puissent agir aussi sur des régions plus écartées qui servent à rétablir l'équilibre, et à ramener, avec ce dernier, le calme. C'est ainsi que s'explique l'efficacité reconnue de ce bain, et la réputation dont il jouit depuis les temps les plus anciens, relativement à la vertu qu'il a de guérir les maladies des femmes. Tandis que chez les unes il remet en ordre des menstrues irrégulières, et trop abondantes, chez d'autres, il fait couler des règles qu'elles n'attendaient point encore, ou qui n'avaient point du tout paru; tandis que chez celles-ci il rajuste le jeu dérangé du système nerveux de l'utérus, sujet à des crampes et à des attaques d'hystérie, chez d'autres il remet en vigueur l'activité cessée de ce système, et rétablit ainsi l'équilibre de tous les autres systèmes du corps, avec ce grand régulateur de l'état de la santé des femmes. La propriété de rajeunir, que les dames vantent tant dans le bain de Wildbad, il faut moins la chercher dans sa vertu cosmétique que dans la circonstance que je viens de signaler. (**P. 227.**)

» La vertu qu'ont nos sources thermales de provoquer des crises hémorroïdales et menstruelles, leur est particulière au suprême degré. Les maladies de l'abdomen, les pléthores abdominales, et toute cette foule d'embarras du bas-ventre, dont il faut chercher la cause dans les hémorroïdes, les affections de poitrine, les asthmes provenant des hémorroïdes, d'une goutte anomale, etc., trouveront du soulagement et même leur guérison dans l'usage de nos sources, pourvu toutefois qu'il n'y ait pas déjà altération organique dans les poumons, dans le cœur et dans les grands vaisseaux sanguins. (P. 235.)

Bains pris par précaution.

» Les sources de Wildbad se montrent encore de grande utilité contre les *prédispositions*, soit aux maladies aigues, soit aux maladies chroniques, telles que les dispositions aux congestions ou même aux inflammations, notamment dans la région de l'abdomen, du foie, de la rate et des reins. Cette prédisposition est souvent une suite de la pléthore abdominale, qui se manifeste par une circulation ralentie du sang dans le système de la veine-porte et conduit très-souvent à l'hypocondrie, aux hémorroïdes, à la goutte, et aux maladies de la peau ; elle ne se présente que dans l'âge moyen et dans l'âge avancé.

» Wildbad modifie de même et allége la cause prédisposante nerveuse, qui siége dans le désaccord du système nerveux de l'abdomen. Des impressions qui ne laissent aucune trace chez d'autres, font une sensation désagréable sur des individus atteints de cette prédisposition ; elles excitent en eux des agitations et une humeur sombre qui, à leur tour, troublent la digestion et la sécrétion bilieuse. Cette disposition est une source fertile de crampes, d'attaques d'hystérie, et du désordre dans les menstrues chez les jeunes dames. (P. 236.)

» Les personnes disposées aux rhumatismes, aux affections cutanées, aux érysipèles et aux esquinancies, à des affections catarrhales, à des coliques, à la névralgie, aux chloroses, aux scrofules et aux tubercules; les femmes qui accouchent difficilement ou avant terme, trouveront dans nos sources un puissant remède contre ces maux. (P. 239.)

Il ne suffit pas que le médecin sache guérir les maladies, il faut surtout qu'il sache les prévoir et les empêcher. Les eaux thermales sont précieuses, par le grand nombre des cas auxquelles elles s'appliquent, pour prévenir beaucoup de maladies qui n'eussent pu être prévues ni par le sujet ni par son médecin ; en sorte que les personnes jalouses de se conserver en bonne santé, n'ont rien de mieux que de faire de temps en temps une saison de bains, *par simple précaution*, mais en se gardant alors des sources qui produisent de vives excitations, lesquelles seraient souvent plus nuisibles qu'utiles.

» Une propriété toute particulière des sources thermales, c'est que tout en guérissant elles le font sans désavantage pour le corps, et sans jeter la maladie sur d'autres parties. Les traitemens entrepris par les médecins les plus consciencieux, par exemple, des affections cutanées, de la goutte, et d'une foule d'autres maux, ne sont souvent que symptômatiques, c'est-à-dire qu'ils chassent le mal de son siége, mais ils attirent dans d'autres organes et dans d'autres systèmes, des maux qui prennent la place des premiers, et qui souvent même deviennent plus pernicieux que ceux-ci. Si l'on en excepte l'exanthème produit par les bains (sorte de crise) qui souvent ne se manifeste que très-tard, et qui est toujours de bonne augure, un traitement par les bains, bien dirigé, n'est jamais suivi d'une autre maladie, ni de ces accidens de maux secondaires, qui sont les conséquences de maladies palliées, ainsi que cela n'arrive que trop fréquemment à la suite de la répercussion opérée par les médicamens pharmaceutiques ; et le malade peut s'abandonner à la vertu médicatrice de nos sources, avec une confiance qu'il ne peut accorder à aucun traitement médicamenteux. (P. 241.)

Les Rhumatismes, la Goutte, et les maladies qui en proviennent.

» Nos bains ont montré de tout temps l'efficacité la plus prononcée contre les *rhumatismes* et la *goutte*, deux formes de maladies qui tourmentent de tant de manières la majeure partie de ceux qui ont besoin de prendre les eaux pour cette foule d'affections rhumatismales, du bas-ventre, des nerfs, de la peau et des articulations, pour les paralysies, les contractures et les névralgies provenant de cette source. Cependant leur usage est moins propre à la forme aigue qu'à la forme chronique des rhumatismes, et aux maladies métastatiques qui en sont la suite. (P. 250.)

» On peut dire en toute conscience que l'efficacité de nos sources a le pouvoir de guérir les rhumatismes chroniques, quelque invétérés qu'ils soient, et sous quelque forme qu'ils se présentent, et qu'en ce point elles ne le cèdent à nulle autre source thermale. Un grand nombre de maladies, plus ou moins douloureuses, ne proviennent que des rhumatismes, et il n'y a aucune région dans le corps qui ne soit exposée à être affectée directement ou indirectement, une fois que cette maladie a pris racine. Les *névralgies* de tout genre, les *tics douloureux*, les *migraines*, la *dureté de l'ouïe*, et les *affections des yeux* qui vont jusqu'à la cécité; les *affections asthmatiques*, lès *battemens irréguliers du cœur*, les maladies de la *membrane pituitaire du gosier*, du *larynx* et de la *trachée-artère* ; les *diarrhées chroniques*, les *coliques*, les *crampes d'estomac*, les *catarrhes des reins* et de la *vessie*, les *hydropisies* et les *douleurs dans les articulations*, les *tumeurs blanches*, les *contractures*, les *courbatures*, mais surtout la *lombagie* et les *affections ischiatiques* ne viennent très-souvent que d'une seule et même source. Sans compter que souvent ces maux cruels exercent des ravages locaux, pour la guérison desquels il faut, en dernière instance, recourir aux bains ; ils sapent toute la constitution, et n'entraînent que trop souvent à leur suite le dépérissement et une cacochymie complète, ou bien ils épuisent les forces vitales et réactives, au point que le malade tombe dans un état étique qui ne lui permet même plus l'usage des eaux. (P. 252.)

» Tout ce que j'ai dit jusqu'ici du rhumatisme, s'applique assez généralement à la *goutte*, qui ne diffère de l'autre maladie qu'en ce qu'elle a sa source dans les fonctions altérées des organes du bas-ventre. Nos sources thermales ne conviennent pas pour la goutte aigue, pas plus que les bains en général, mais on peut les considérer comme un remède spécifique contre la goutte chronique, contre ses métastases et ses dépôts dans les jointures, contre les fluxions qui en proviennent, les courbatures ou les contractures des articulations. On ne saurait croire en combien peu de temps des affections extraordinaires de ce genre qui, pendant longues années, avaient bravé toute autre thérapeuthique, trouvent souvent du soulagement et une parfaite guérison dans nos eaux. (P. 255.)

» Nos sources produisent des effets très-salutaires contre les maladies de la moelle épinière et contre les *paralysies* qu'elles entraînent, surtout dans le premier degré de la paralysie, et aussi dans le troisième degré.

Les affections chroniques des articulations, et les maladies des os, même la carie, sont fréquemment guéries à Wildbad.

Les maladies de la Peau.

» Les maladies de la peau, pour lesquelles on a le plus ordinairement recours à la vertu de nos sources, sont les *dartres* et leurs différentes espèces. Les dartres pustuleuses humides cèdent plus volontiers à l'action de nos eaux, que les squammeuses et les farineuses. Mais celles dont la cure s'opère le plus promptement, ce sont les dartres provenant de la suppression des fonctions de la peau, et qui ne sont pas encore devenues tout-à-fait habituelles. Les dartres les plus opiniâtres, celles qui ont pour cause les engorgemens dans le tube digestif, la pléthore abdominale, des hémorroïdes cachées ou des intempéries du foie, ne s'améliorent et ne se guérissent souvent que quand l'eau prise en boisson a corrigé l'état vicié des viscères abdominaux, ou en a écarté le virus dartreux. Les dartres qui proviennent d'une gale précédente se guérissent en ce que les eaux prises en bain rappellent l'exanthème de la gale sur la périphérie de la peau, de même que les dartres qui alternent avec l'arthritis ne disparaissent quelquefois que lorsque les bains ont provoqué une attaque de goutte dans les articulations.

» Les pustules, que l'on appelle échauboulures, l'herpe-lichenoïde, les dartres anulaires, l'insupportable démangeaison de la peau qui se présente le plus souvent aux parties génitales et à l'anus, et la pityriase qui affecte quelques places du visage, des mains ou de la plante des pieds, disparaissent d'ordinaire promptement et sûrement dans nos bains. Il en est de même des dartres pustuleuses disséminées, qui précèdent communément les règles des femmes, ou qui se manifestent même chez les hommes. Il n'y a pas jusqu'aux taches de la peau qui se perdent presque toujours par la fréquente et copieuse boisson de l'eau, laquelle augmente les déjections urinaires et les sécrétions de la peau. (P. 398.)

» Une autre affection contre laquelle Wildbad se montre éminemment efficace, c'est l'*exanthème miliaire chronique*, qui souvent séjourne des mois entiers sur la peau, et par des sueurs consumantes finit par amener un état cachectique qui peut mettre la vie en danger. On peut recommander nos bains comme remède spécifique contre cette forme d'affection cutanée qui brave quelquefois, avec une incroyable obstination, toutes les ressources de l'art. (P. 408.)

Ulcères, Scrofules, gonflement des Glandes.

Les *plaies suppurantes*, les *fistules* et les *ulcères*, ainsi que les maux qui en résultent, se guérissent sûrement à Wildbad. Les différens ulcères spécifiques qui attaquent les jambes et qui sont en communication avec l'arthritis et les scrofules, le virus de la gale et des dartres, ou avec les désordres dans les viscères abdominaux, les hémorroïdes anomales, ou avec le vice variqueux ; ceux même que la nature provoque spontanément pour servir de transport métastatique à d'autres affections qu'elle veut guérir ; en un mot, tous les ulcères de quelque nature qu'ils puissent être, peuvent en toute sécurité être confiés à la vertu médicatrice de nos bains, attendu qu'ici la nature n'opère la guérison qu'après avoir mis tout l'organisme dans un état qui ne laisse craindre aucune suite fâcheuse de la cure. (P. 411.)

» Les *scrofules*, le *gonflement des glandes* et des organes glanduleux, se guérissent fréquemment à Wildbad. Il n'y a pas jusqu'aux affections de quelques glandes particulières, notamment le *gonflement* et l'*endurcissement des seins*, surtout chez les jeunes femmes, quand l'induration n'a pas encore pris un caractère squirrheux, qui, dans la plupart des cas, ne puissent être guéris par nos bains. Il y a même des cas où le squirrhe tout formé, et le cancer au sein, ont été, sinon radicalement guéris, du moins arrêtés dans leurs progrès pendant des années entières. (P. 416.)

Maladies des Femmes.

» La réputation dont jouissent nos sources, de remédier aux *maladies des femmes* en général, mais surtout à l'irrégularité du flux menstruel, se confirme de plus en plus chaque année par des cures nombreuses. De jeunes personnes qui n'ont point encore leurs règles, les reçoivent dans le temps même qu'elles font usage des bains. Quelquefois aussi seulement peu de temps après. Les symptômes chlorotiques, surtout lorsqu'ils sont en rapport avec les stagnations des menstrues, disparaissent promptement, et l'on voit des malades de cette catégorie recouvrer toute la plénitude de la santé. Nos bains opèrent encore de la manière la plus avantageuse quand les périodes commencent à cesser, et qu'elles annoncent leur disparition par

des coliques , des spasmes dans la vessie , des vomissemens , etc. , ou bien
par des affections hémorroïdales qui se réveillent à cette époque. (P. 444.)

» Dans les flueurs blanches , pourvu toutefois qu'elles n'aient point pour
cause un haut degré de faiblesse locale , nos eaux, prises en bains et en boisson , rendent d'éminens services , si l'on y joint des injections de cette même
eau dans le vagin.

» Une maladie toute particulière aux femmes , l'*hystérie* , qui est la plus
difficile à traiter que nous connaissions dans la sphère médicale , trouve presque toujours du soulagement à nos bains , quelquefois même sa guérison ,
surtout quand elle dépend moins des affections dynamiques du système des
ganglions nerveux que d'une cause matérielle. Les embarras dans le système
digestif , les dispositions aux flatuosités , à une production excessive d'acides
ou de mucosités , les constipations ou les diarrhées , un excès de sensibilité ,
surtout la disposition aux crampes , aux agitations douloureuses et aux affections nerveuses de tout genre , disparaissent le plus souvent pendant le traitement ; et les règles qui , d'ordinaire , sont précédées et accompagnées de spasmes violens, se présentent à nos sources sans cet accompagnement. (P. 428.)

« Les affections locales douloureuses , les névralgies du système génital ne
résistent pas long-temps à l'influence de nos sources thermales , non plus
que les affections de l'utérus , surtout l'inflammation chronique de l'utérus,
les premiers degrés de l'hypertrophie , la tuméfaction et l'épaississement de
son parenchyme , et l'induration bénigne de la substance. Enfin Wildbad
a la vertu de mettre un terme à la *stérilité* des femmes , si elle a pour base une
différence dynamique générale des systèmes du corps , ou si elle est en relation , soit avec un défaut d'irritabilité , soit avec trop d'accélération dans les
fonctions du système sexuel. (P. 433.)

Effet de l'Eau prise en Boisson.

« Il est plusieurs maladies dans lesquelles l'eau prise en boisson aide beaucoup l'effet des bains : telles sont l'hypocondrie et l'hystérie ; cette torpeur
opiniâtre des intestins , ces constipations continuelles , ces rapports nidoreux,
signes infaillibles d'une digestion mal élaborée , ces gênes continuelles dans
le système respiratoire, ces contractions convulsives et anomales du pou-
mon , qui se déclarent par intervalles ; ces tourmens fixes au scrobicule du
cœur, ces céphalalgies, ces clous fixes au péricrâne , ces vomissemens poracés,
ces sueurs nocturnes , ces sputations fréquentes , ces insomnies , ces réveils
en sursaut déterminés par la crainte , ces mélancolies profondes qni s'établis-
sent sans motif et sans cause : ces affections rhumatismales et de goutte , ces
néphrites et ces affections calculeuses , ces paralysies , ces scrofules , ces os-
téocopes et ces maladies de la peau.

» Il est d'autres maladies dans lesquelles l'eau prise en boisson opère de préférence à celle que l'on prend en bain : telles les maladies dont le siége primitif est dans l'*abdomen*, et notamment dans le département de la veine-porte, la pléthore abdominale avec les embarras du système digestif qu'elle détermine, comme la reproduction excessive d'acides et de mucosités, les constipations, les flatuosités, etc. ; les hémorroïdes et les affections qu'elles engendrent, les engorgemens et les gonflemens dans les viscères abdominaux et l'hypocondrie, produit par les désordres survenus dans ces viscères ; les hémorroïdes du rectum et celles de la vessie, le tic facial, les perturbations de la vue et de l'ouïe ; la cardialgie, les vomissemens chroniques et les vomissemens accompagnés de névralgies des viscères intestinaux. (P. 443.)

» Nos sources, en boisson, font voir une efficacité toute particulière contre les *affections catarrhales chroniques* des membranes muqueuses des voies de la respiration, du tube digestif, des organes urinaires et sexuels. Les catarrhes forts et invétérés, compliqués de rhumes ou de toux chroniques, de sécrétion muqueuse habituelle dans les bronches et la trachée-artère, les diarrhées chroniques, les catarrhes varicaux, etc., cèdent au bout de 3 à 4 semaines à l'action de nos eaux bues copieusement, soit pures, soit mélangées avec du lait de chèvre et du sucre. Il n'y a pas jusqu'aux relàchemens et aux dégénéressences des membranes muqueuses, qui déjà sont les suites de catarrhes de longue durée, qui ne trouvent peu à peu du soulagement, surtout la membrane muqueuse du gosier, qui s'enfle à la suite de fréquentes inflammations catarrhales, et qui cause une irritation continuelle, laquelle prend souvent jusque dans la trachée-artère. Les eaux bues ont dans ce cas une influence particulièrement calmante ; elles ramènent la structure normale et écartent toute gêne. Je puis avancer, avec raison, que Wildbad opère d'une manière toute spécifique pour abolir l'état maladif des membranes muqueuses. (P. 468.)

» Nos thermes ont soutenu de tout temps la grande réputation dont ils jouissent, pour la guérison des *maladies des voies urinaires*, ce qui s'applique surtout à la boisson. Il faut compter ici avant tout la vertu qu'elles ont de guérir les affections calculeuses et graveleuses, de hâter l'expulsion de ces productions anomales, et par une diurèse copieuse de provoquer une réforme dans l'organe sécrétoire lui-même, par suite de laquelle la production calculeuse se trouve arrêtée.

» J'ai vu les retrécissemens de l'urètre retirer de grands avantages de nos eaux, prises en bains et en boisson ; l'incontinence d'urine, si elle ne repose point sur un vice organique, en obtient aussi pour le moins une amélioration considérable. Elles ont même la vertu de guérir des blenhorrées chroniques du canal de la verge, surtout les blenorrhées rhumatismales, arthritiques et métastatiques. (P. 470.)

Maladies pour lesquelles les eaux de Wildbad, et par suite les eaux des Châlets sont inefficaces ou nuisibles.

Les individus trop pléthoriques, qui ont une disposition particulière à des congestions de sang vers la tête et la poitrine, avec une habitude du corps apoplectique bien prononcée, ne doivent pas venir à nos bains, à moins qu'on leur ait tiré du sang ; en outre, quand il y a disposition aux flux sanguins, provenant d'une *véritable langueur*, nos bains ne conviennent pas. En général, ils sont impuissans pour les maladies qui ont pour base une véritable inanition, une grande faiblesse, et un relâchement général, comme les catarrhes invétérés de la vessie et des reins, qui minent déjà toute la constitution, et qui ont déjà amené des changemens organiques dans les parties affectées ; les flueurs blanches, accompagnées de consomption des forces vitales, à la suite de débauches, d'infection ou de couches très difficiles ou bien compliquées, de quelque changement anormal survenu dans l'utérus ; les diarrhées chroniques qui reposent sur une véritable langueur ; toutes maladies qui trouvent à nos sources une guérison si facile, lorsque sans provenir d'une véritable faiblesse, elles ont été occasionnées par un régime mal entendu, par des boissons échauffantes, par un genre de vie sédentaire, par des engorgemens dans les viscères abdominaux, par des vers ou par d'autres causes qu'il faut chercher dans la circulation du sang.

On ne peut se promettre beaucoup de nos sources contre la diabète, contre les suppurations intérieures de glandes et de tubercules, contre les hydropisies, contre le squirrhe et le carcinome ; les suppurations dans les intestins, par exemple dans les reins, s'opposent directement à l'emploi de nos eaux.

Les pierres biliaires et le calcul urinaire s'ils sont d'un volume trop gros pour pouvoir être expulsés par les conduits excrétoires, chercheraient vainement du secours dans nos sources.

Dans les affections organiques du cœur, les ossifications, les dilatations des grands vaisseaux, nos sources pourraient être plutôt funestes qu'utiles. Les varices des extrémités inférieures et des parties génitales, quand elles subsistent depuis long-temps, et qu'elles sont de grande étendue, ne trouvent point de soulagement à Wildbad, à moins qu'elles soient en relation avec des stagnations dans les hémorroïdes et le flux menstruel.

L'hypocondrie et l'hystérie compliquées d'une cacochymie de tout le corps n'obtiendraient rien de bon de nos eaux, qui restent aussi très souvent impuissantes contre les névroses idiopathiques, contre l'épilepsie, la chorée les affections cataléptiques, et autres affections convulsives de ce genre.

La stérilité, quand elle provient d'un défaut de conformation ou de situation ou d'une dégénéressence de l'utérus, ou d'un épuisement général du système génital, causé par des avortemens, des amenorrhées, etc., ne saurait être guérie par nos bains. Les femmes enceintes devront bien se garder de faire un usage régulier de nos eaux, il ne pourrait que trop facilement en résulter un accouchement prématuré. Mais un où deux bains par semaine, dans de certaines périodes de la grossesse, ne peuvent avoir que des résultats favorables.

Les aliénés n'ont rien à espérer de nos sources, qui sont aussi rarement avantageuses aux goîtres anévrismaux, vasculeux ou squirrheux, aux tumeurs enkistées, aux fistules du tube intestinal ou de la vessie, aux polypes, quel que soit leur siége, aux véritables enkiloses, aux hydrocèles, aux varicocèles, au fongus médullaire des testicules, des glandes mammaires et salivaires ; au prolapsus ou à l'inversion de l'utérus, aux ulcères siphylitiques primaires, au scorbut, et aux affections scorbutiques des tégumens, à la teigne, aux exanthèmes carcinomiformes du visage, au noli me tangere du nez et des joues, à la lèpre, à l'éléphantiasis et à l'exanthème profondément enracinée qui ressemble assez à l'icthyose. Ces dernières desmartoses seront mieux adressées à Luchon, ainsi qu'une partie des maladies qui viennent d'être désignées, tandis que pour quelques autres on indiquera avec succès Bigorre, les Eaux-Bonnes, Cauterets.

CE QU'EST L'HYDROSUDOPATHIE.

Sur l'avis de M. Fontan, un établissement hydrosudopathique va être créé aux Châlets. Il importe de donner à cet égard quelques indications.

L'hydrosudopathie ou *hydrothérapie*, méthode thérapeutique presque nouvelle, très répandue en Allemagne, est encore fort peu connue en France. Toutefois on commence à s'en préoccuper aussi chez nous, et le moment n'est pas éloigné où les médecins et les malades accepteront également, surtout pour divers cas extrêmes, le traitement hydrosudopathique qui consiste à combiner diversement, selon les cas, le régime, l'exercice au grand air, la sueur et l'eau froide en bains, douches, boisson, lotions, etc. — Voici quelques passages extraits du *Manuel d'hydrosudopathie* du docteur Bigel, qui semblent propres à fixer l'attention sur ce sujet. Il n'en faudra pas davantage pour laisser entrevoir que l'établissement hydrosudopathique à créer aux Chàlets, à côté de l'établissement thermal, promet un avenir prospère et fécond, d'autant que l'on trouverait difficilement ailleurs, d'une manière plus parfaite qu'aux Chàlets, l'ensemble des circonstances topographiques de Graeffenberg.

« A Graeffenberg, vers le sommet d'une haute montagne, au sein d'une atmosphère éminemment vitale, à la faveur d'un régime qui nous rapproche de nos premiers pères et d'un exercice proportionné aux forces, Priessnitz opère des guérisons qui ont mis en éveil l'attention de toute l'Europe. Médecins et hommes étrangers à l'art, tous rendent hommage au génie créateur de cette méthode curative. L'envie a bien essayé de faire siffler ses serpens, mais ses clameurs furent aussitôt étouffées par les mille et une voix de la reconnaissance. De nombreux écrits ont été consacrés à la publication des merveilles de Graeffenberg. Je les ai lus avec soin, et donnant la préférence au tableau le plus complet de ce remarquable établissement; j'ai cru servir mon pays en lui offrant la traduction de l'ouvrage du professeur Munde. Atteint d'une de ces maladies qui font le désespoir de la médecine, l'auteur vint demander à Priessnitz une santé que personne encore n'avait pu lui rendre. Sa confiance et sa soumission aux règles rigoureuses du traitement ne tardèrent pas à recevoir leur récompense...... (page 2.)

» ..... Je terminerai cette notice en énumérant les maladies qui ont surtout été guéries ou soulagées par le traitement à l'eau froide. Ceux quelles affligent se rencontrent déjà en très grand nombre dans les établissemens hydrosudopathiques. On peut espérer, avec assurance, qu'à mesure que cette méthode sera plus connue, plus exercée dans des circonstances différentes, sous des climats différens, son influence salutaire gagnera en étendue.

» Mes observations m'ont démontré que ce traitement est efficace, principalement contre les maladies chroniques accompagnées d'atonie; contre la foule des maladies nerveuses, des différens spasmes, des douleurs dont la médecine ne parvient pas toujours à trouver la cause; contre les fonctions troublées, sans qu'on puisse découvrir un dérangement matériel dans les organes correspondans; les différentes espèces d'engorgement du bas-ventre et tous les maux symptômatiques qui en dérivent comme les indigestions, l'amaigrissement, l'hypocondrie, les hemorroïdes, l'ictère; les maladies nommées discrasiques, comme la goutte, les rhumatismes, les scrofules; les maladies cutanées, les maladies syphilitiques et les maladies affectant le sexe féminin : l'hysterie, la chlorose. L'hydrosudopathie a remporté des succès nombreux et parfaits contre toutes ces maladies, si souvent le désespoir de la médecine.

» J'ai eu encore l'occasion d'admirer le résultat de l'application de l'eau froide contre les maladies aigues accompagnées de symptômes fébriles, comme la fièvre nerveuse, typhoïde, putride; contre celles accompagnées de l'apparition d'un exanthène, comme la scarlatine. Mais un de ses triomphes le plus signalé est celui qu'elle a remporté contre les désordres si graves de l'organisme produits par l'abus de médicamens héroïques, tels que les engorgemens produits par le quinquina, les consomptions dues à l'usage de l'iode, de l'arsénic, les suites du mercure, du tartre émétique, et d'autres altérations profondes des tissus qu'on pourrait appeler cacochymie médicale.

(Pag. 353, ext. d'une *Lettre du docteur Engel de Vienne.*)

» Le nombre des guérisons obtenues par Priessnitz est si grand, ces guérisons, elles-mêmes, sont si étonnantes que la multitude des malades qui accourent chez lui, non seulement de l'Allemagne, mais aussi d'autres pays, et des médecins qui aiment mieux s'instruire que de s'opposer aveuglément à une nouveauté si éclatante devient de jour en jour plus grande. Le nombre de malades de tous les rangs de la société est, cette année, de plus de 1500 (50 médecins non compris; et comme un examen scrupuleux, ordonné par le gouvernement prussien, a confirmé le résultat de cette nouvelle méthode d'appliquer l'eau froide, elle a fixé l'attention de tous les gouvernemens de l'Allemagne, et on a formé des établissemens hydrosudopathiques dans plusieurs endroits. Il y en a à Breslau, à Brunswick, à Dresde, à Gotha, à Cassel, à Munik, à Berlin, etc., etc.

» Après avoir vu tant de succès obtenus par cette méthode hydrosudopathique, après avoir examiné sans prévention les personnes guéries à Graeffenberg, dont plusieurs appartiennent à ma clientelle, j'ai été, avec deux de mes confrères, à Graeffenberg, pour y voir les choses de nos propres yeux, et nous y sommes restés six semaines pour observer la méthode de Priessnitz et pour le voir agir.

» Praticien depuis 15 ans et rédacteur en chef d'un journal médical-critique pendant six ans, je m'étais d'abord un peu méfié de cette nouveauté; je la comparais à beaucoup d'autres qui se sont entièrement évanouies. Mais ce que j'ai vu de mes propres yeux, à Graeffenberg, et dans quelques autres établissemens hydrosudopathiques m'a frappé d'étonnement.

» J'ai vu des pneumonies et des pleurésies décidées, guéries dans trois ou quatre jours par l'eau froide seule, sans aucune saignée; j'ai vu une fièvre intermitente prolongée, guérie par l'eau froide seule, sans quinine ou quinquina, ni aucun autre remède; j'ai vu des rougeoles, des scarlatines, des varioles, des fièvres continues et nerveuses, des maladies croupales et tracheitiques, rhumatismales, scrofuleuses, arthritiques, dartreuses, syphilitiques et mercurielles de toute espèce; des affections nerveuses, hystériques, névralgiques, hypocondriaques, des engorgemens et physconies abdominales, des désordres menstruels et hemorroïdaux, des indurations et hypertrophies internes et externes, des tumeurs blanches, etc., et toutes ces maladies guéries par l'eau froide, sans l'intervention d'aucun remède et dans un temps relativement plus court et moins défavorable à la constitution que cela ne se fait par nos autres moyens.

L'eau froide est administrée dans toutes ces maladies, à l'intérieur et à l'extérieur, mais ce mode d'application est varié et individualisé selon la forme de la maladie et selon le cas; et l'eau froide sert tantôt comme révulsif, tantôt comme dépressif, et, dans tous les cas, l'efficacité de l'eau est si manifeste et si déterminé que le moindre doute est impossible. »

(Page 357, extrait d'une lettre du docteur Behrend, de Berlin.)

Voici, en outre, quelques passages d'un rapport très-étendu du docteur Scoutetten, premier professeur à l'hôpital militaire d'instruction de Strasbourg, chargé par le maréchal Soult, ministre de la guerre, de faire un voyage en Allemagne pour y étudier l'hydrothérapie, et que l'*Expérience*, journal de médecine et de chirurgie, vient de publier en entier dans ses numéros du 30 mars et du 6 avril 1843.

Le docteur Scoutetten a visité non-seulement Graeffenberg, mais encore le plus grand nombre des établissemens hydrosudopathiques de l'Allemagne. Il les mentionne brièvement dans l'ordre de son itinéraire.

« J'arrivai à Stuttgart, le 22 septembre. Le royaume de Wurtemberg possède trois établissemens hydrothérapiques. Le plus beau, fondé par des actionnaires, est situé près de la petite ville d'Eslingen, dans une contrée charmante et très salubre. Les actionnaires paraissaient très satisfaits des résultats pécuniaires qu'ils ont obtenus, puisqu'ils se disposent à ajouter aux 100,000 francs déjà dépensés une somme encore plus forte pour des constructions nouvelles.

» .... En Bavière, on a vu se former des établissemens importans à la tête desquels il faut citer celui d'Alexandersbad dirigé par le docteur Fikenscher. Presque tous les médecins distingués de Munich, notamment le professeur Ringsess, pensent que le traitement hydriatique, convenablement appliqué, est une ressource puissante contre certaines maladies rebelles aux moyens ordinaires de la médecine.

» A neuf lieues de Munich, dans la petite ville de Freysing, existe un petit hôpital militaire; il est dirigé par le docteur Gleich, qui, plein de confiance en l'hydrothérapie, a cru devoir employer ce traitement contre toutes les maladies internes et externes. Depuis le 16 avril 1839 jusqu'au 27 septembre 1842, le docteur Gleich a traité 723 malades et il n'en a perdu que 7.

» Il existe six établissemens hydrothérapiques dans les environs de la capitale de l'Autriche, mais il en est quatre qui méritent à peine ce nom. Les deux autres sont placés dans une vallée très longue, très étroite et dominée par des montagnes arides.

» Je ne parlerai pas de quatre établissemens qui existent en Hongrie, dans les environs de Pesth, ni de ceux de la Moravie, de l'Illyrie et de la Carinthie... J'avais hâte d'arriver à Graeffenberg qui est encore à cent lieues au nord de Vienne... Je passai un jour et une nuit à Olmutz dont le nom est si tristement lié aux souvenirs de la dure captivité du général Lafayette. Enfin le surlendemain du jour où j'avais quitté cette ville, et après avoir heureusement supporté la fatigue de chemins détestables, j'arrivai à Graeffenberg.

» Le pays est salubre, l'air y est vif et pur, l'eau excellente. C'est au milieu de ces conditions favorables que Priessnitz s'est placé pour obtenir les succès qui l'ont rendu célèbre.

» Aujourd'hui Graeffenberg est devenu l'hôpital des incurables du monde entier. J'y ai vu des malades venus de Saint-Pétersbourg, de Moscou et de Paris, de Londres et de Philadelphie, d'Astracan et de Constantinople. Enfin, Vienne, Berlin, Varsovie, toute l'Allemagne, la Hongrie, l'Italie, fournissent aussi leur contingent.

» Il n'en est point de Graeffenberg comme des eaux minérales en réputation de France et de l'Allemagne où on se rend très souvent par ton, par entraînement, ou pour y chercher la distraction. A Graeffenberg tout est sérieux ; la vie y est rude et les plaisirs très rares. On ne se décide à ce voyage qu'après avoir épuisé toutes les ressources ordinaires de la médecine, car dans ce pays étranger à la civilisation des villes, le confortable est inconnu et le nécessaire est difficile à se procurer.

» Malgré ces inconvéniens, Graeffenberg reçoit une foule de personnages de la plus haute distinction : cette année y a vu le prince de Nassau, le prince de Lichtenstein, la sœur de l'ex-roi de Prusse, la princesse Sapiea, la princesse Gortschakoff, le fils du duc de Sussex, oncle de la reine d'Angleterre, des magnats de la Hongrie, des grands de la Valachie, puis une foule de baronnes, de comtesses de tout âge et de tout pays.

» Priessnitz, malgré la fortune qu'il a amassée en très peu d'années, conserve ses habitudes de simplicité et de frugalité.

» Les formes du traitement hydrothérapique varient singulièrement. L'eau pure en fait constamment la base, mais les applications en sont nuancées de façons très diverses.

» Les formes les plus ordinaires sont les demi-bains, les bains de siége, les bains de pieds dont il y a 3 espèces , les bains de la partie postérieure ou latérale de la tête, les lavemens, les douches dont. la force et la disposition se modifient selon les exigences depuis la douche en poussière aqueuse jusqu'aux jets de la grosseur de deux et trois doigts. Puis viennent les ceintures mouillées, le drap mouillé servant à envelopper le malade, les frictions avec un autre drap mouillé , etc.

» La température de l'eau varie de 5 ou 6° R jusqu'à 15 et quelquefois 20. Ce dernier chiffre est très rarement atteint. L'eau est aussi administrée à l'intérieur ; les malades en boivent de 12 à 30 verres par jour. A ces moyens il faut ajouter la sobriété, l'exercice en plein air et la provocation à la sueur dans un certain nombre de maladies.

» Le repas est très frugal : un plat de viande , des légumes, des fruits selon la saison , de l'eau en abondance, voilà tout le dîner. On varie les mets ; quant au nombre, il n'augmente que dans des rares occasions. Les alimens sont apprêtés avec une simplicité rustique qui serait intolérable dans les conditions ordinaires de la vie ; mais à Graeffenberg, la vigueur de l'appétit ne connaît pas d'obstacle, et ce qu'on y mange est effrayant.

» Entre 3 et 4 heures, le malade se rend à la douche. C'est ici qu'il faut reconnaître que Priessnitz n'a rien fait pour séduire l'imagination. Les douches, au nombre de cinq, sont au milieu d'un bois de sapins plantés sur la montagne au-dessus et à un quart de lieue de Graeffenberg. Ce sont des barraques en planches formant une espèce de chambre fermée , dans laquelle on se déshabille. Dans une pièce attenante, tombe un filet d'eau amené par un conduit en bois....... L'une de ces barraques , celle qui est exclusivement destinée aux dames, est ouverte par le haut. C'est là , quelque temps qu'il fasse, été comme hiver, que les femmes les plus délicates s'exposent, le corps complètement nu, à l'action de la douche.

» Les moyens hydrothérapiques ne sont pas seulement applicables aux maladies chroniques ; ils triomphent encore des maladies aigues les plus graves, particulièrement de la fièvre typhoïde et des dyssenteries rebelles. La durée du traitement varie, nécessairement, selon l'ancienneté et la gravité de la maladie, selon la force du sujet , sa docilité et peut-être aussi selon la saison. Priessnitz pense, d'après son expérience, que l'hiver est le moment où s'opèrent les cures les plus remarquables.

» Il me serait difficile d'énumérer toutes les maladies contre lesquelles l'hydrothérapie peut-être employée avantageusement et celles qui ne doivent pas être soumises à ce traitement. Je dirai cependant que le succès est presque certain dans la goutte, le rhumatisme, toutes les affections abdominales , les scrofules , les syphilis invétérées, surtout celles qui ont été traitées par le mercure avec excès ; qu'elle réussit moins sûrement, lorsqu'elle doit combattre les affections cutanées, les maladies syphilitiques récentes, les paralysies et toutes les affections nerveuses qui tiennent à une lésion ancienne du cerveau ou de la moële épinière; mais si le trouble nerveux a pris naissance sous l'influence d'un dérangement des organes digestifs ou génitaux, l'hydrothérapie réussit complètement, enfin elle échoue contre les maladies chroniques de la poitrine.

» Les succès obtenus par Priessnitz devaient nécessairement exciter la reconnaissance de ses cliens : ils n'ont pas été ingrats, car, outre les honoraires qui se sont élevés à des sommes considérables, évaluées par des personnes bien informées à plus de deux millions, il a reçu des cadeaux magnifiques qui ornent son salon. Plusieurs malades ne se sont pas bornés à ces formes ordinaires de remercîment. Ils ont voulu que des témoignages publics fissent connaître à leurs successeurs les bienfaits qu'ils ont retirés de leur séjour à Graeffenberg, et dans ce but ils ont élevé des monumens qui attestent leur satisfaction et leur générosité.

» Ici, à mi-côte sur la partie de la montagne qui fait face à Freywaldeau est un lion en fonte, de grandeur naturelle, que supporte un immense piédestal également en fer et sur lequel sont gravées en lettres d'or des inscriptions en l'honneur de Priessnitz. Plus loin est la route carrossable, qui mène de Freywaldeau à Graeffenberg. Elle a été faite aux frais du prince de Nassau. Vers le milieu de cette route s'élève une fontaine monumentale, formée par une pyramide en granit, au sommet de laquelle est une étoile en or, symbole de l'avenir de l'hydrothérapie; sur l'entablement qui est en marbre, se trouve en français, une inscription en lettres d'or. C'est M. de Flaremberg, boyard de la Valachie, qui a voulu laisser ce témoignage de sa reconnaissance. Plus haut‚ sur la montagne et dans le bois, sont d'autres preuves données par des malades heureux d'être débarrassés de leurs maux.

» A côté des succès éclatans, que la vérité nous a imposé le devoir de proclamer, il faut aussi noter les insuccès et les revers... Priessnitz n'étant pas médecin ne peut pas toujours discerner avec exactitude entre deux maladies ayant entr'elles de l'analogie, quelle est celle qui peut guérir et celle qui résistera ou peut-être sera aggravée par le traitement.... Mais l'expérience l'a rendu très circonspect, et lorsqu'une personne se présente avec une maladie qui lui paraît en dehors des probabilités de guérison, il l'a repousse avec inflexibilité‧ Depuis 1829 jusqu'à présent, Priessnitz a perdu 12 malades ; mais ce qui me frappe c'est que la mortalité soit si faible parmi des individus atteints presque tous d'affections chroniques graves. Depuis l'origine de l'établissement , 8398 malades ont été traités à Graeffenberg; en divisant ce nombre par 12 en trouve un mort sur 699. On est loin d'être aussi heureux dans les conditions les plus favorables de la vie.

» Après avoir recueilli tous les documens qui pouvaient m'éclairer, après avoir obtenu de Priessnitz tous les documens qu'il est en son pouvoir de donner, je quittai Graeffenberg pour me rendre à Breslau ...

» Leipzik et Berlin ont aussi leur établissement hydrothérapique; enfin il en existe trois sur les bords du Rhin, mais entre tous, il faut signaler celui de Marienberg à trois lieues de Coblentz. Cet établissement considérable appartient au docteur Schmitz qui le dirige avec une rare intelligence.

» L'hydrothérapie a franchi depuis long-temps les frontières de l'Allemagne, et, à l'imitation de ce qui s'y passe, on a créé des établissemens hydriatiques dans plusieurs pays étrangers. Il en existe maintenant deux à Saint-Pétersbourg et un autre près de Riga ; la Belgique en a quatre, et l'Angleterre en compte trois dont l'un, placé près de Londres, a été organisé sur une large échelle par de riches actionnaires. »

ÉTAT ACTUEL. — ROUTES. — RESSOURCES. — CLIMAT, ETC.

Restent à connaître l'état des lieux, le climat, les ressources de la localité, les moyens de transport, de communication et d'échange, en un mot, toutes les conditions du développement dont l'exploitation de ces sources est susceptible, en raison des circonstances physiques et topographiques dans lesquelles elles se trouvent placées.

Routes. — On arrive aux Châlets par la route de Bagnères-de-Luchon, que l'on quitte, soit à Labroquère, pour prendre la route de la Barousse, carossable jusqu'à Mauléon, soit à Estenos, pour arriver aussi à Mauléon par une traverse de trois quarts d'heure, bientôt carossable.

De Mauléon aux Châlets, la route n'est accessible qu'aux chevaux et aux chars à bœufs. Le préfet des Hautes-Pyrénées, M. Bart, entièrement dévoué au bien du pays, a promis récemment que la route de la Barousse serait continuée jusqu'aux bains. Et en effet, elle a été déjà tracée par son ordre, et, en ce moment, on étudie ce tracé pour en soumettre les plans et le devis au conseil-général, dans la session de 1843.

En attendant, et jusqu'à l'entier achèvement de la route, il y aura, pendant toute la saison des bains, un service quotidien de *cacolets*, semblables à ceux qui existaient avant l'établissement des voitures entre Bayonne et les bains de mer de Biarritz. Tout le monde monte en cacolet, sans difficulté comme sans danger. Ce service tiendra lieu d'un service de voitures. Puissent les cacolets de la Barousse devenir aussi célèbres que ceux de Biarritz !

De Mauléon aux Châlets, à cheval.   .   .   .   .   1 h. 1[4.
D'Estenos aux Châlets.   .   .   .   .   2 h.
De Labroquère aux Châlets.   .   .   .   .   .   2 h. 1[2.
De Saint-Bertrand aux Châlets.   .   .   .   .   2 h. 1[2.
De Luchon aux Châlets.   .   .   .   .   .   .   4 h. 1[2.

Si l'on vient aux Châlets par les Messageries de Tarbes, d'Auch ou de Toulouse, on doit quitter la voiture à Esténos, à l'hôtel de la Poste, d'où l'on se fera facilement porter aux Châlets ; mais si l'on est à cheval, ou dans sa propre voiture, on doit quitter la route de Luchon au pont de Labroquère, et prendre la route de la Barousse jusqu'à Mauléon, où l'on trouvera tous moyens ou indications pour arriver aux Châlets, notamment chez Grillon, aubergiste.

Logemens. — De petits et modestes logemens, préparés pour la saison de 1843, pourront recevoir, tant bien que mal, dès le mois de juin, environ trente personnes à la fois. Un nouveau corps de logis indépendant sera construit pour la saison de 1844. On pourra recevoir alors, et beaucoup moins mal, soixante personnes à la fois, c'est-à-dire deux cent cinquante dans le cours de la saison. — Il est d'usage que chacun porte son linge, bien qu'il y ait aux Châlets du linge pour ceux qui en seraient dépourvus.

Vivres. — Chacun peut faire sa cuisine aux Châlets, bien qu'il y ait un traiteur avec qui l'on prendra toute sorte d'arrangemens et qui reçoit les caravanes, les visiteurs. — Mauléon, chef lieu de canton est le point le plus rapproché, qui offre quelques ressources : mais le service des cacolets assure encore bien mieux et sans difficulté des approvisionnemens complets et réguliers.

De plus la truite abonde dans la Haute-Barousse, et elle y est exquise; elle se vend à Luchon à un taux toujours plus élevé que celle de Bagnères. Quelques amateurs déclarent que les truites de la Haute-Barousse sont les meilleures des Pyrénées. Un réservoir naturel va être disposé aux Châlets pour y conserver les truites vivantes et y puiser au moment même.

Ensuite on a facilement du gibier au Val des Châlets, qui est, en effet, l'endroit le plus giboyeux de la contrée, celui que les chasseurs choisissent pour leurs plus délicieuses parties. Le coq de bruyères, les palombes, la perdrix rouge, le gros lièvre de montagne y séjournent toute l'année. — On y rencontre aussi de grands oiseaux de proie, et dans la forêt, plusieurs bêtes rares, le chat sauvage, la marte, le putois, le blaireau, le renard, l'écureuil, l'hermine, etc.

Enfin, le traiteur établi à l'*Hôtel des Châlets*, est un habile chef de cuisine, qui a fait ses preuves à Paris, à Bordeaux, à Toulouse; il donnera aux gourmands toute satisfaction.

Les sources. Ces sources sont très abondantes : on aurait sans peine 2 ou 300 bains par jour, à la source des Nerfs, et plus de 1,000 à la source du Sang.

L'eau de la source des Nerfs est très douce. Il semble qu'on touche de l'huile ou de l'eau de savon; au reste, il suffit d'un ou deux bains, pour rendre la peau extrêmement douce, même lorsqu'on l'a naturellement dure et rugueuse.

Ces sources apparaissent au contact du granit et du calcaire saccharoïde, circonstance intéressante, en ce qu'elle se présente à Baréges, à St-Sauveur, à Cauterets, aux Eaux-Bonnes, aux Eaux-Chaudes, etc., où l'eau minérale paraît aussi précisément à la jonction du granit et du calcaire saccharoïde.

Bains. — Il n'y a encore que cinq baignoires dans une sorte de chaumière divisée en cinq cabinets ; c'est tout ce qu'il faut pour une trentaine de personnes que l'on peut recevoir aux Châlets.

Au reste , ainsi furent à leur origine, Luchon , Baréges , Saint-Sauveur , Cauterets , les Eaux-Bonnes , etc. ; quelques baignoires en bois sous un toit en paille , quelques granges habitées par les cultivateurs , livrées aux malades pendant la saison , tels étaient ces bains si précieux , mais qui furent bientôt ornés, enrichis, et qui passèrent promptement à l'état de villes et de lieux de plaisir, aussitôt que des médecins célèbres et des écrivains influens voulurent leur procurer de la vogue et de la célébrité.

Le nouvel établissement sera en construction dès cette année sans que néanmoins pendant la saison , le service des bains actuels doive souffrir aucune interruption. Pour la saison de 1844 , le rez-de-chaussée de l'établissement, contenant les bains , les douches et les piscines sera fini et livré au public. Les étages supérieurs , composés d'un grand nombre de chambres pour les baigneurs et les visiteurs seront terminés pour 1845. Alors on pourra recevoir aux Châlets 150 baigneurs à la fois , environ 600 dans le cours de la saison.

Le *tarif des bains* et des logemens est très modéré aux Châlets, c'est à peu près moitié moins que dans les grands bains. Les vivres y sont aussi moins chers.

Chapelle. On construit en ce moment une chapelle ; elle sera consacrée à saint Nérée. Il y aura en outre un autel à la Vierge, la patronne des montagnes , et un à sainte Geneviève , la protectrice des bergers et des troupeaux. La Barousse remplie d'excellens pâturages , est peuplée de bergers et de fort beaux troupeaux.

COURSES ET PROMENADES.

Jusqu'à ce que le nouvel établissement soit construit , et qu'il y ait alors un grand salon pour la musique, la danse , et les causeries , avec bibliothèque, musée etc., il y a peu de distractions aux Châlets; mais on peut faire, aux environs, des promenades délicieuses, très longues ou très courtes, et de grandes courses à cheval, pleines d'intérêt et de curiosité.

Voici les principales :

La grotte des Choucas, (deux heures aller et retour). Elle offre surtout aux géologues, un des faits les plus curieux à observer. Un filon de trapp autour duquel le calcaire cristallin a perdu son saccharoïsme, tandis qu'au point de vue théorique, les filons de ce genre rendent saccharoïdes les calcaires qui ne le sont pas.

La grotte de Saoule (deux heures et demie aller et retour). Pont naturel sur l'Ourse avec une jolie cascade, sujet délicieux pour le dessinateur.

Le col des Pierres-Sacrées, (trois heures aller et retour). On voyait encore naguère sur ce col un grand nombre d'autels votifs que les antiquaires ont confisqué à leur profit. Les montagnards conservent l'usage, lorsqu'ils passent ce col, de couper un rameau et de le jeter pieusement sur ce lieu sacré.

Le bassin des Pontous (trois heures aller et retour). Lieu ravissant de grâce et de fraîcheur.

Le rocher de Marbre (quatre heures aller et retour). Roche curieuse, plissée, rubannée, vivement et très diversement colorée.

Le *val d'Ardengost* (quatre heures aller et retour). Ce vallon est délicieux, plein de charme et de mystère.

Le château de Bramevaque (cinq heures aller et retour). Ruines très curieuses. On monte au sommet de la tour dans laquelle Marguerite de Comminges fut retenue prisonnière pendant vingt-trois ans, par un avide et monstrueux mari.

Ce château fut aussi quelque temps la retraite de Marguerite, reine de France. On voit son tombeau à la porte de l'église.

Verrerie de Nistos, (cinq heures aller et retour). Course très curieuse, pour celui surtout qui ne connaît pas le travail des verriers.

Le vallon de Sost (six heures aller et retour). Marbrières importantes, très belle course.

Le pic de Montespé, (sept heures aller et retour). Ascension intéressante, c'est le sommet le plus élevé de la Barousse.

Et vingt autres courses ou promenades, qui sont à faire autour des Châlets : *Saint-Bertrand*, *le Monné*, *Luchon*, *Saint-Béat*, *la grotte de Troubat*, celle de *Gargas*, etc. On les trouvera décrites en partie dans les *Bains et courses de Luchon* ; car beaucoup de points à parcourir, seront les mêmes pour les baigneurs des Châlets et pour ceux de Luchon.

Voici, notamment, une grande tournée que feront fréquemment les Luchonnais, et que l'on peut faire tout aussi bien en partant des Châlets. Elle comprend trois ou quatre grandes courses, et elle a paru assez importante pour être l'objet d'un opuscule spécal sous ce titre : *St-Bertrand*, *le Monné*, *la Barousse et les Châlets St-Nérée*, *ou la plus belle course de Luchon*. Nous reproduisons textuellement les premières pages de cet ouvrage, qui est encore sous presse, pour laisser en même temps entrevoir le mouvement de touristes et de visiteurs, dont le passage animera souvent le séjour des Châlets et le rendra parfois très gai.

« La petite tournée à laquelle je consacre cet opuscule est, sans contredit, dans les limites ordinaires, la plus belle, la plus curieuse des courses de Bagnères. Elle comprend l'entière *vallée de Luchon*, vallée magnifique ; *Saint-Bertrand de Comminges*, le lieu le plus curieux des Pyrénées, le plus rempli de souvenirs historiques, le plus favorisé par sa position (1) ; la délicieuse

_____

(1) Des secondes terrasses de Saint-Bertrand, on a la plus belle vue des Pyrénées ; d'autres, (M. de Lamartine), ont dit, la plus belle vue du monde.

vallée de Barousse, surnommée et à bien juste titre, la *Savoie des Pyrénées*, véritable trésor pour les peintres, pour les botanistes, pour les géologues; *les Châlets Saint-Nérée*, lieu thermal encore naissant, encore sans curiosités, mais qui promet bientôt un intérêt tout spécial ; *le Monné*, qui, l'égal du Pic-du-Midi, présente au lever du soleil, le spectacle le plus saisissant que puisse procurer l'admiration de la nature ; enfin *l'entière vallée d'Oueil* et celle du *Larboust* pleines aussi d'accidens, de légendes et de restes antiques.

» Mais voulez-vous doubler encore l'attrait de ce magnifique ensemble ? sachez faire cette course, moitié de jour, moitié de nuit, moitié à cheval, moitié en voiture ; échappant ainsi à toute fatigue comme à tout danger, vous tiendrez cette course pour la première de Luchon, pour la plus piquante, la plus féconde en émotions, en souvenirs impérissables.

» Voici donc la meilleure marche pour les caravanes nombreuses :

» Huit personnes au moins, s'entendront pour faire cette course et se partageront en deux troupes égales, ayant de part et d'autre le même nombre de dames ; c'est de rigueur à cause des selles à l'anglaise. L'une des caravanes doit être à cheval, l'autre en voiture; autant de places occupées dans les voitures, autant de chevaux de selle, plus celui du guide qui reste avec la caravane à cheval. La caravane en voiture a pour guide ses postillons.

» La troupe à cheval part à onze heures du soir (1), pour le Monné, et la troupe en voiture, le lendemain matin pour Saint-Bertrand, à six heures ou sept heures au plus tard. Elle y déjeûne vers les onze heures.

---

(1) Un peu plutôt ou un peu plus tard, selon l'époque de l'année. On doit partir cinq heures avant le lever du soleil.

» La caravane à cheval qui a déjà gravi le Monné au soleil levant, est descendue de fort bonne heure aux Châlets, s'y est reposée pour le déjeûner, en est repartie à dix heures, parcourt toute la Barousse et vers midi arrive à Saint-Bertrand, au lever de table de la première caravane. Chacun se retrouve avec joie, se dit les nouvelles et les impressions du matin, et tous ensemble on voit l'église, le musée, le point de vue, les remparts, les restes antiques, tout ce qui doit être vu à Saint-Bertrand. Mais que le temps s'écoule vite, ici où tout rappelle le temps passé ! Il est déjà trois heures ! l'horloge l'a deux fois annoncé. Il faut se résoudre à une séparation nouvelle... Le guide et ses chevaux sont prêts. Que la troupe du matin s'en empare, laissant à l'autre ses équipages, et qu'elle s'envole dans la Barousse, jusqu'aux Châlets où déjà l'attend le dîner. La soirée se passe gaîment au milieu de ce séjour champêtre. Cependant on se couchera de bonne heure, car il faut se lever vers deux heures du matin, pour atteindre le Monné au soleil levant et être de retour à Luchon pour déjeûner.

» La première troupe à cheval, laissée à trois heures à Saint-Bertrand, y dîne aussitôt et remplissant les voitures à son tour, rentre à Luchon vers les huit heures, sans ressentir aucune fatigue, ravie au contraire, d'une tournée pleine d'impressions de tout genre, d'émotions et de souvenirs.

» Inutile d'emporter des provisions, on vous traitera très bien aux Châlets et à Saint-Bertrand, d'autant que les deux caravanes s'annonceront réciproquement pour le dîner. »

Suivent la description et le détail de tout ce qui est à voir sur chaque point dans cette course.

CLIMAT.

Le climat est très doux aux Châlets St-Nérée, il n'en faut pour preuve que les ruches à miel qu'on y élève en plein air et les fruits qu'on y récolte. La vallée forme en ce point un petit bassin presque ovale encaissé par de hautes montagnes, abrité par elles des vents du Nord et qui concentre et retient la chaleur du jour à tel point que la température moyenne en est sensiblement plus élevée qu'elle ne devrait l'être d'après l'élévation barométrique du lieu. D'un autre côté, la vallée de Barousse étant fermée par le Monné, en avant de l'axe de la Chaîne ne communique avec aucun des glaciers, qui couronnent le faîte des grandes vallées, et dont l'inévitable effet est d'abaisser chaque nuit la température dans la vallée tout entière, et aussi d'amener brusquement de grands froids à l'apparition de certains vents. Ainsi voit-on chaque année des neiges permanentes à Cierp et St-Béat, lorsqu'il n'y en a pas encore trace aux Châlets. Cierp et St-Béat sont cependant moins élevés au-dessus du niveau de la mer et moins voisins de l'axe de la Chaîne, mais ils sont en communication avec les glaciers de la Maladetta, de Crabioules et d'Oo, par les grandes vallées de Luchon et d'Aran, tandis que les Châlets en sont abrités de toute part.

On respire aux Châlets un air pur et délicieux, qui, joint à l'emploi continuel de l'eau minérale, pour tous les usages, dans tous les repas, et à l'absence de changemens brusques de température, semble entrer pour beaucoup, dans l'efficacité de ces bains. Et en effet on observe, et l'on peut le reconnaître en parcourant le recueil des procès-verbaux des malades guéris, qu'en général, les maladies auxquelles ces eaux conviennent, sont plus promptement guéries aux Châlets, que dans plusieurs autres bains même les plus célèbres. Cependant ces eaux sont loin d'être aussi riches en chaleur naturelle et en matière minérale, il faut donc bien que les heureuses conditions hygiéniques du vallon, surtout la température douce et uniforme, qui y règne, aient une grande part, dans leur efficacité.

Cela est si vrai, que les tout petits enfans débiles ou fiévreux et les jeunes personnes, même sans prendre beaucoup de bains, s'y rétablissent rapidement et y gagnent une fraîcheur et une constitution vigoureuse dont on les croyait à jamais privés.

MALADIES GUÉRISSABLES AUX CHALETS.

Voici les maladies auxquelles les eaux des Châlets sont le plus parfaitement appropriées.

Les *rhumatismes* de tout genre, surtout les *rhumatismes nerveux*. — Sur 45 rhumatismes venus aux Châlets, en 1842, il n'y en a pas eu un seul qui n'ait été promptement et complètement guéri. La *goutte* et les maladies qui en proviennent.

Les *Dartres* et *maladies de la peau*. — Ces bains les effacent rapidement, et si ensuite on continue suffisamment l'usage des bains, et puis encore l'usage de l'eau en boisson, on s'en trouve complètement délivré.

Les *affections nerveuses*. — Elles sont ordinairement guéries, et tout au moins très soulagées.

Les *maladies inflammatoires* internes ou externes.

Les maladies *des femmes* ;

Les *coliques*, *les gastralgies*.

Les *ulcères*, les *plaies*, les *scrofules* ;

Les *maladies de poitrine*. — Cette année, un jeune médecin, M. Sécail, au dernier période de la phthisie envoyait chercher de grandes cruches d'eau de la source des Nerfs n'éprouvant de soulagement aux douleurs qui déchiraient ses poumons, que lorsqu'il buvait cette eau exclusivement.

Les *maladies du sang*, hémorroïdes, pertes de sang, pâles-couleurs, etc.

Nous prions instamment les médecins de vouloir bien essayer

ces eaux dans quelques-uns de ces cas , afin qu'ils puissent se faire par eux-mêmes une juste opinion à leur égard.

AVANTAGES DU VOISINAGE DE LUCHON.

Un usage trop peu connu en France jusqu'ici , mais généralement suivi en Allemagne, en Prusse, en Savoie, et dont les médecins reconnaissent l'heureux résultat, c'est de faire prendre aux baigneurs quatre ou cinq jours de repos , au milieu de leur série de bains, et de les envoyer au loin pendant ces quatre ou cinq jours. On garde le logement des eaux ; on y laisse ses malles, ses bagages ; on ne prend que l'indispensable comme pour une simple course de montagne; on oublie les plus petites affaires, les moindres embarras de la vie ; on va se reposer quelque part et se distraire. Rien n'est plus favorable à l'action des eaux; c'est comme si on doublait la saison de bains. Si cet usage s'établit à Luchon, où il ne peut manquer de produire d'heureux résultats , précisément à cause de l'énergique vertu de ces eaux, les Châlets Saint-Nérée seront, sans contredit, l'asile le plus commode et le mieux approprié ; d'autant que les bains des Châlets, extrêmement doux, comparables aux bains émolliens, seront précieux dans beaucoup de cas pour calmer l'irritation ou la trop grande excitation produite par les eaux de Luchon.

Il en sera de même pour les baigneurs des Châlets , qui seront charmés d'aller prendre à Luchon le repos qui leur sera prescrit au milieu de leur traitement, et d'être à portée de ces thermes puissans, si l'usage en devenait utile, pour achever leur guérison. — D'un autre côté, le voisinage de Luchon , où l'on voit chaque année , au fort de la saison, des centaines de malades attendre leur premier bain, des huit et quinze jours , parce qu'il n'y a plus assez d'eau , ni de baignoires, pour le trop grand nombre de malades qui s'y portent à la fois , et où , dans tous les cas , il n'existe pas d'eau minérale analogue à celle des Châlets, appropriée, comme l'est celle-ci, aux personnes nerveuses et délicates, ne peut que devenir profitable à l'établissement des Châlets.

En un mot l'établissement des Châlets sera comme le complément, comme une succursale de Luchon. Il s'établira entre ces deux bains un échange continuel de malades, qui ne peut que tourner à leur avantage commun, car les médecins pourront sans inquiétude diriger sur Luchon les malades même les plus exposés à avoir besoin au milieu de leur cure des bains doux et calmans des Châlets, et ils adresseront aux Châlets les malades qui devront terminer leur traitement à Luchon, tout comme ils envoient, à Ussat, certains malades qui doivent finir leur cure aux eaux d'Ax.

Les malades qui devront venir aux Châlets, feront bien d'annoncer à l'avance l'époque de leur arrivée, pour qu'on leur réserve un logement, ou qu'on les prévienne, s'il était impossible de leur en assurer.

On doit écrire *franco* à M. le régisseur des Châlets St-Nérée, par Saint-Bertrand de Comminges (Haute-Garonne.)

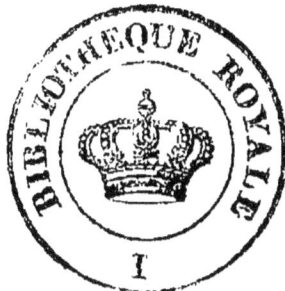

TABLE DES MATIÈRES.

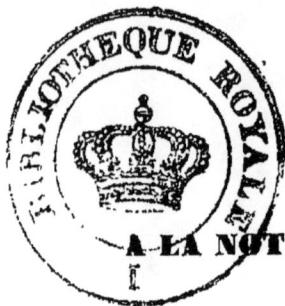

SUITE

A LA NOTICE SUR LES EAUX MINÉRALES

Des Châlets Saint-Nérée.

(Cette suite est remise aux personnes seules que l'on désire associer
à l'entreprise).

MATÉRIAUX DE CONSTRUCTION.

Les Châlets se trouvent dans les meilleures conditions à l'égard
des matériaux de construction. Le granit, la roche la plus propre
aux bâtisses thermales, le calcaire qui fournit la plus belle pierre
de taille, et les marbres blanc et bleu turquin, les plus beaux,
les plus propres aux décorations monumentales, abondent aux
Châlets. On peut les extraire tous de la propriété même de M.
Boubée, où existe aussi déjà un grand four à chaux avec la
pierre et le bois tout autour. Le sable se prend dans l'Ourse, à
30 mètres des sources minérales. Enfin le bois de charpente est
fourni, en grande partie, par la forêt qui limite et surmonte
toute la propriété. En un mot, les matériaux de construction
sont presque exempts de prix d'achat et de frais de transport,
et la main-d'œuvre est peu chère dans le pays, ce qui doit
réduire de plus de moitié les dépenses de construction pour
l'établissement projeté.

CONCLUSIONS.

Telles sont les conditions dans lesquelles se trouvent placées
les sources minérales des Châlets St.-Nérée.

7

On voit :

1° Par les observations recueillies en 1841 et 1842, et par l'analyse de M. Fontan, que ces sources sont susceptibles d'être employées avec avantage contre certaines maladies bien déterminées.

2° Qu'on y peut établir, en outre, avec tout espoir de succès, une méthode curative nouvelle, très en faveur dans l'Allemagne et dans le Nord, l'*Hydrosudopathie*, applicable à un bien plus grand nombre de cas.

3° Que ces eaux, situées dans l'une des plus jolies vallées pyrénéennes, *la Barousse*, pleine de curiosités et de sites pittoresques, pourront prendre faveur parmi les touristes, les coureurs de montagnes, les peintres, etc.

4° Que le voisignage de Luchon sera aussi pour elles, et à divers titres, une cause de prospérité.

5° Que le climat et les conditions de la vie, y sont très favorables.

6° Que le séjour de ce lieu agreste, doit s'animer fréquemment par le passage des caravanes de Luchon, faisant la belle tournée du Monné de la Barousse et de St-Bertrand.

7° Enfin que les matériaux de construction, presque tous réunis sur place, permettront d'élever à moitié moins de frais un établissement important.

Dans de telles conditions de succès, et ayant en outre le moyen de faire connaître ces sources par les divers ouvrages qu'il publie sur les Pyrénées, et par les journaux dans lesquels il a l'habitude d'écrire, M. Boubée propose, avec toute confiance à quelques médecins et capitalistes influens de les associer à cette création pour laquelle leur puissant concours sera encore la garantie d'un brillant avenir.

Pour cela, il a formé la société dont suivent les statuts :

SOCIÉTÉ THERMALE

DES CHALETS SAINT-NÉRÉE

ARTICLE PREMIER.

Il est formé entre M. N. Boubée , et les médecins ou autres personnes , qui souscriront les actions suivantes , une société civile, par actions, ayant pour dénomination : *Société Thermale des Châlets Saint-Nérée.*

Son siége social est à Toulouse.

Sa durée sera de quarante années. A l'expiration de ce terme les sociétaires seront libres d'en prolonger encore la durée ou d'en décider la liquidation.

ART. II. — *Objet de la Société.*

Elle a pour objet l'exploitation de deux sources minérales, situées aux Châlets Saint-Nérée , dans la commune de Ferrère en Barousse , et par suite la création d'un grand établissement thermal dans lequel devront se trouver réunis des bains chauds et douches chaudes , des bains et douches froides pour le traitement hydrosudopathique, une piscine chaude et une piscine froide , deux buvettes , et des logemens pour les malades et les visiteurs sur tout le haut de l'établissement.

ART. III. — *Fonds social.*

Le fonds social est fixé à 100,000 fr.; il est divisé en 200 actions nominatives de 500 fr. Chaque action pourra être partagée au besoin en deux coupons de 250 fr., ayant les mêmes droits proportionnels.

En aucun cas, les actions ne pourront être soumises à aucun appel de fonds, les actionnaires n'étant obligés que pour le montant de leurs actions.

Le prix des actions est payable contre la remise du titre, entre

7*

les mains du gérant ou du banquier de la société. Si le sous-cripteur partage le paiement d'une action en plusieurs termes, le titre ne lui est remis qu'au moment où il complète son paie-ment, et ce n'est qu'à partir de ce moment qu'il jouit des droits de son action.

Toutes les actions seront numérotées de un à deux cents; elles seront détachées d'un registre à souche, signées par le gérant et frappées du timbre de la société.

Lorsqu'une action sera divisée en deux coupons, les deux coupons porteront le même numéro, ils seront seulement dis-tingués en premier et deuxième coupon.

Toutes les actions sont transmissibles, par voie de transfert, et divisibles en deux coupons, à la volonté du propriétaire.

Les transferts et divisions d'actions seront constatés par une déclaration inscrite sur le registre à ce destiné, et signés du gérant et du propriétaire transférant, lequel remettra au moment même l'ancien titre au gérant, qui lui délivrera un nouveau titre conservant le même numéro.

L'ancien titre sera biffé, et il sera fait mention sur la souche tant de cette mutation que du transfert, ou de la division en coupons.

La délivrance du nouveau titre donnera lieu, par chaque action ou coupon, au paiement de 2 francs pour rembourse-ment de tous frais.

Les actions de la présente société étant surtout destinées aux médecins, le gérant pourra refuser son acquiescement au trans-fert, si le nouveau preneur n'appartient pas au corps médical.

Art. IV. — *Destination du fonds social.*

Sur les deux cents actions, cinquante appartiennent à M. Boubée, pour prix de la cession pleine et entière qu'il fait à la société des deux sources minérales, des bains actuels, et du terrain nécessaire pour la construction du nouvel établis-sement. Le terrain concédé par M. Boubée, pour cette cons-truction, a cinquante mètres de long, sur vingt mètres de large; il est au bord de la route et renferme les deux sources. Il est expressément réservé que le canal de conduite, d'une usine qui va être construite dans le voisinage, aura son libre passage sous l'établissement, et que les eaux sortant de l'éta-blissement resteront à la disposition de M. Boubée. Le montant des autres actions ensemble, 75,000 fr., est destiné à payer la construction de l'établissement, le matériel d'exploitation, le mobilier, etc.

ART. V. — *Droits des actions.*

Chaque action a droit, mais à partir seulement du jour où le montant en est versé à la caisse sociale : 1° à un intérêt à 5 0[0, 2° à une part proportionnelle dans les dividendes et dans l'actif de la société, comme il sera dit aux art. 6 et 12.

ART. VI. — *Gérant.*

Le gérant administre seul toutes les   aires de la société ; il doit rendre compte au conseil de surveillance et à l'assemblée générale des sociétaires, de l'emploi des fonds produits par le placement successif des actions.

Il est interdit au gérant de souscrire aucun effet à ordre, au nom et pour le compte de la société à peine de nullité.

Le gérant peut se faire suppléer par un sous-gérant de son choix et à ses frais ; mais il n'en reste pas moins alors garant et responsable envers la société.

M. Boubée, ne pouvant demeurer gérant de cette affaire, à cause de ses travaux scientifiques, désireux cependant d'en faciliter l'organisation et d'en accélérer la marche, accepte la gérance, jusqu'à ce que l'établissement soit entièrement construit, et que l'entreprise se trouve ainsi en pleine activité.

Lorsque l'établissement sera terminé, les sociétaires dans leur première assemblée, nommeront un gérant de leur choix, auquel ils feront tels avantages, et auquel ils imposeront telles conditions qu'ils jugeront convenables.

Jusque là, M. Boubée se charge de la gérance, sans traitement ni prélèvement aucun, et sans aucun autre droit, que celui de ses actions, qui étant libérées d'hors et déjà, seront admises avec toutes les autres, aux mêmes répartitions.

Vingt de ces actions resteront à la souche en garantie de sa gestion, jusqu'à la nomination du nouveau gérant. De plus, pour simplifier toute comptabilité, et éviter tout sujet de contestation, M. Boubée consent d'hors et déjà, pour tout le temps de sa gérance, à répartir, comme bénéfice ou dividende entre toutes les actions émises et payées, la moitié du produit brut des bains, des douches, des piscines, des buvettes, de l'eau vendue en bouteille et de la location des chambres de l'établissement à construire, acceptant à forfait l'autre moitié de ce produit brut, et toutes autres recettes s'il en est, pour couvrir tous frais de gens de service, d'assurance et d'impositions, ainsi que l'intérêt de la totalité des actions, émises et payées, en sorte que les sociétaires aient à toucher forcément, outre l'intérêt de leurs actions, un dividende proportionnel, résultant de la moitié de la recette brute de l'établissement.

Toutefois, il est expressément réservé qu'en 1843 et 1844, M. Boubée n'aura pas à distribuer de dividende aux actions; il se charge seulement, avec la totalité des recettes des bains actuels, de payer l'intérêt des actions émises, les frais de service et les charges de l'immeuble. Mais à partir de 1845, les étages inférieurs tout au moins du nouvel établissement, contenant les bains, les douches et les piscines, devant être construits et livrés au public, le paragraphe précédent commencera à avoir son plein et entier effet.

Lorsque la part de recette afférente à M. Boubée pour couvrir les frais de service, les charges de l'immeuble, et l'intérêt des actions, dépassera 12,000 fr., l'excédant s'ajoutera au dividende.

Les sociétaires seront libres d'envoyer aux Châlets, mais à leurs frais, un inspecteur, un délégué, ou un commis à poste fixe, pour vérifier et contrôler, jour par jour, la recette de l'établissement.

Si la société désire nommer un gérant définitif, avant même que l'établissement soit terminé, M. Boubée y consent pleinement d'hors et déjà. — M. Boubée réserve pour sa gérance toute liberté pendant les mois de décembre, janvier et février, tous travaux étant alors forcément suspendus aux Châlets.

Art. VII. — *Paiement des intérêts et dividendes.*

Les intérêts et dividendes seront payables ensemble chaque année, du 15 au 50 novembre, au porteur du titre.

Ces paiemens seront constatés par une estampille au dos de l'action. Les sociétaires éloignés devront envoyer leurs actions au gérant, qui les renverra, accompagnées d'un mandat pour le paiement, à moins qu'ils aient à Toulouse un correspondant, chargé de présenter leurs actions et de recevoir pour eux l'intérêt et le dividende. — Dans les villes principales le correspondant du banquier sera chargé de viser les actions et de payer les intérêts et dividendes sans déplacement.

Art. VIII. — *Conseil de surveillance.*

Un conseil de surveillance, composé de cinq sociétaires, est nommé par l'assemblée générale, pour veiller à l'exécution de l'acte social. Il sera renouvelé tous les cinq ans. Les mêmes membres peuvent être réélus. Il suffit d'être propriétaire de deux actions pour pouvoir faire partie du conseil de surveillance.

Le conseil de surveillance se réunira tous les trois mois au siége social, et en outre toutes les fois que le président jugera utile de le convoquer.

Il devra vérifier les comptes annuels remis par le gérant, avec les pièces à l'appui, et présenter un rapport à l'assemblée générale.

Art. IX. — *Assemblées générales et extraordinaires.*

La société se réunira en assemblée générale au siége social, le cinq novembre de chaque année, à huit heures du soir. Elle est ainsi, et dès à présent, convoquée pour toute la durée de la société, sans qu'il soit besoin d'aucun avis ni convocation ultérieure.

L'assemblée générale a pour but d'entendre le rapport du gérant et celui du conseil de surveillance, d'arrêter le chiffre du dividende, et de nommer, quand il y a lieu, les membres du conseil de surveillance.

Le gérant, aussi bien que le président du conseil de surveillance, peuvent réunir la société en assemblée extraordinaire, par voie de convocation individuelle, transmise à tous les sociétaires par lettres recommandées à la poste, et indiquant l'objet de la réunion extraordinaire.

Toutes les décisions se prennent dans les assemblées, à la majorité absolue des voix, et quel que soit le nombre des membres présens. Elles sont obligatoires pour tous les membres présens ou dissidens.

Les votes se comptent en raison du nombre d'actions dont le votant est porteur, mais sans que personne puisse avoir plus de deux voix, quel que soit le nombre de ses actions.

Toute modification aux statuts ne pourra être présentée au vote de l'assemblée que par le conseil de surveillance, conjointement avec le gérant.

Art. X. — *Remplacement du gérant.*

En cas de mort ou de retraite du gérant, la société ne sera nullement en dissolution. Seulement le conseil de surveillance convoquera une assemblée extraordinaire, pour pourvoir au remplacement du gérant, ou pour agréer celui que le gérant présenterait lui-même.

Art. XI. — *Héritiers du gérant et des sociétaires.*

En cas de décès du gérant ou de tout sociétaire, ses héritiers ou ayant-cause ne pourront faire apposer les scellés sur les livres, effets ou valeurs quelconques de la société, requérir aucun inventaire judiciaire ni aucune licitation. Ils devront s'en rapporter au dernier compte approuvé par l'assemblée générale.

Art. XII. — *Liquidation.*

A la dissolution de la société, soit par l'expiration du terme fixé pour sa durée, soit dans le cas où pendant deux années consécutives le produit de l'établissement serait resté insuffisant pour payer l'intérêt des actions, seul cas où la société pourrait être mise en liquidation avant le terme de sa durée, l'établissement et les sources seront mis en vente amiable aux enchères, dans l'étude d'un notaire, pour le produit, tous frais de liquidation et dettes sociales payées, être distribué également entre toutes les actions, le tout sans qu'il soit jamais besoin d'aucune formalité judiciaire, lors même que des mineurs seraient propriétaires d'actions.

Art. XIII. — *Arbitres.*

En cas de contestations entre un ou plusieurs actionnaires et le gérant, pendant le cours ou même pendant la liquidation de la société, ces contestations seront jugées souverainement et en dernier ressort, sans recours en appel, requête civile, ni en cour de cassation, par trois arbitres, dont l'un sera nommé par le gérant, l'autre par l'actionnaire ou les actionnaires dissidens, et le troisième par les deux arbitres déjà nommés, comme il vient d'être dit, ou, s'ils ne pouvaient pas s'entendre sur le choix, par le président du tribunal de commerce de Toulouse. Ces arbitres seront dispensés des délais et formalités de justice.

Art. XIV.

Tout sociétaire sera, par le seul fait de la prise d'actions, censé avoir adhéré purement et simplement pour lui, ses héritiers et représentans aux présens statuts.

AVENIR FINANCIER DE L'ENTREPRISE.

Bientôt les Châlets seront à la fois le Wildbad et le Graeffenberg des Pyrénées. Bientôt ils auront pour sociétaires plusieurs médecins de Paris, de Toulouse, de Bordeaux, d'Agen, de Montauban, d'Albi et des autres villes du Midi. Peut-on mettre en doute qu'il leur soit réservé un bel avenir financier?

Toutefois admettons que, du moins pendant les premières années, la recette de l'établissement s'élève seulement, en moyenne à 25,000 fr., produits par les bains, les douches, les piscines, la location des chambres et l'eau vendue en bouteilles. (On sait que le fermier des Eaux-Bonnes expédie chaque année pour plus de 50,000 fr. de bouteilles d'eau.)

Il n'en faudra pas davantage pour que la société soit déjà florissante, car il n'y aura, sur cette somme, que 5,000 francs d'intérêts à payer aux actions, et 5,000 fr., tout au plus, pour frais généraux, gens de service, charges d'immeuble, etc. Reste 15,000 fr. de bénéfice net, à partager aux actions, comme dividende, c'est-à-dire 15/00 en sus de l'intérêt. Ce qui établirait déjà le taux des actions à près de 2,000 fr.

Or, ne doit-on pas espérer beaucoup plus? 500 baigneurs seulement qui laisseraient en moyenne 100 fr. à l'établissement, donneraient déjà 50,000 fr.; en même temps les piscines, les visiteurs et les bouteilles d'eau produiraient bien, sans peine, 10,000 fr., ensemble 60,000 fr.; le dividende s'élèverait alors à 50/00 et les actions vaudraient environ 5,000 fr.

Et qu'on ne voie pas, dans ce calcul, un rêve, une illusion. Tout le monde sait que les étrangers laissent maintenant à Luchon, chaque année, 1,000,000 à 1,200,000 fr.; autant à Cauterets, autant à Bigorre; 7 à 800,000 fr. aux Eaux-Bonnes, autant à Barèges; 500,000 fr. à Saint-Sauveur, aux Eaux-Chaudes, etc. N'est-il pas permis de concevoir que l'établissement des Châlets, placé, comme il va l'être, dans un ensemble de conditions si favorables, réunissant à ses *bains alcalins* d'eau thermale le *traitement hydrosudopatique*, sous ce double rapport, complément et succursale de Luchon, et secondé par un grand nombre de médecins, fera sans peine, une recette de 60,000 fr.? Loin qu'un semblable calcul puisse paraître exagéré, on serait en droit de le doubler encore.

Quoi qu'il en soit, cet aperçu suffit pour expliquer et justifier le dernier paragraphe de l'article 5 des Statuts et pour faire comprendre aussi que tout le monde étant intéressé à ce qu'il y ait un grand nombre de médecins associés à Paris et dans toutes les villes importantes du Midi, il ait dû être résolu par le gérant *qu'il ne serait accordé qu'un très petit nombre d'actions à chaque souscripteur*, une, deux, quatre au plus.

Les souscriptions déjà reçues, et avant même l'impression des Statuts ne laissent aucun doute sur la facilité avec laquelle on obtiendra à cette affaire les associés les plus capables d'en assurer et d'en étendre beaucoup le succès.

Les banquiers de la société, chez qui l'on peut souscrire et payer les actions, sont MM. P^al. et J. VIGUERIE et Cie., rue Vinaigre, à Toulouse.

On peut aussi souscrire et payer les actions chez M. BOUBÉE, gérant de la société, place de la Daurade, n° 18.

Les souscripteurs éloignés de Toulouse feront leurs versemens chez un des correspondans de MM. Viguerie qui leur sera désigné, et qui leur remettra les titres d'actions.

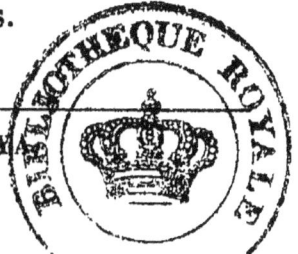

BULLETIN DE SOUSCRIPTION.

———◆———

Je soussigné

demeurant à   *déclare*

souscrire pour   *action*   *de* CINQ CENTS FRANCS *à la société*

thermale des Châlets Saint-Nérée , *et m'oblige à en verser le mon-*

tant à la caisse sociale en [a]   *paiement*   , *savoir :*

le [b]

le [c]

le [d]

le [e]

A   le   18

Signé

[a] En un , deux, trois ou quatre paiemens. (Voir l'art. 3 des statuts.)
[b], [c], [d], [e] Mettre l'époque, et la somme qu'on doit payer à cette époque.   +

www.ingramcontent.com/pod-product-compliance
Lightning Source LLC
Chambersburg PA
CBHW050537210326
41520CB00012B/2610